dr. med. ulrich
strunz

heilung erfahren

Originalausgabe

in der Penguin Random House Verlagsgruppe GmbH,
Neumarkter Straße 28, 81673 München
www.heyne.de

Bildredaktion: Tanja Zielezniak
Coverdesign: Eisele Grafik-Design, München
Covermotiv: © Getty Images (R.Tsubin, Foodcollection)
Layout/DTP/Satz: Buch-Werkstatt GmbH, Bad Aibling/Kim Winzen
Druck und Bindung: Alcione, Lavis (Trento)
Printed in Italy
2. Auflage

MIX
Papier aus verantwortungsvollen Quellen
FSC® C021956

Penguin Random House Verlagsgruppe FSC® N001967

ISBN: 978-3-453-20279-5

Dank

Ich danke Anne Jacoby für ihre großartige Unterstützung.

Haftungsausschluss

Die Ratschläge in diesem Buch sind sorgfältig erwogen und geprüft. Sie bieten jedoch keinen Ersatz für kompetenten medizinischen Rat. Alle Angaben in diesem Buch erfolgen daher ohne jegliche Gewährleistung oder Garantie seitens des Autors und des Verlages. Eine Haftung des Autors bzw. des Verlages und seiner Beauftragten für Personen-, Sach- und Vermögensschäden ist ausgeschlossen.

Bildnachweis

Adobe Stock (logos2012); Getty Images: U1 (R.Tsubin, Foodcollection), 84 (Universal / Kontributor);
Kim Winzen: 189 (Kim Winzen nach einer Vorlage von Ulrich Strunz);
Privatarchiv Ulrich Strunz: 9; Shutterstock.com: Schmuck-Vignette (abrastack), 10 (fizkes), 13 (medicalstocks), 17 (nednapa), 19 (Rido), 23 (fizkes), 27 (Andrey_Popov), 31 (Rawpixel.com), 33 (Natasha B), 37 (ivan_kislitsin), 40 (fizkes), 43 (sportpoint), 47 (KHANISTHA SRIDONCHAN), 48 (HASPhotos), 51 (sciencepics), 52 (Designua), 55 (medicalstocks), 57 (JPC-PROD), 60 (MIGUEL G. SAAVEDRA), 63 (Rido), 65 (Sjstudio6), 66 (Marjan Apostolovic), 69 (Axel_Kock), 70 (wavebreakmedia), 73 (Thanu Garapakdee), 75 (DavideAngelini), 77 (Ulf Wittrock), 80 (alinabuphoto), 87 (Nelli Syrotynska), 88 (Dean Drobot), 93 (medicalstocks), 94 (Olena Yakobchuk), 97 (Jarun Ontakrai), 99 (Molishka), 100 o. (MIGUEL G. SAAVEDRA), 102 (WonderPix), 104 (Axel_Kock), 105 (Photoroyalty), 108 (Designua), 110 (Olena Yakobchuk), 116 (Dean Drobot), 118 (Krakenimages.com), 123 (Designua), 124 (Photoroyalty), 127 (Cat Simpson), 130 (Prostock-studio), 135 (Nataliya Sdobnikova), 136 (Designua), 139 (anut21ng Stock), 142 (Iryna Imago), 143 (OSweetNature), 144 (OSweetNature), 145 (Love the wind), 147 (Kateryna Kon), 149 (Chutima Chaochaiya), 153 (rob9000), 154 (Supamotion), 157 (umarazak), 158 (Javier Garcia), 160 (nobeastsofierce), 161 (Me dia), 162 (Jiri Hera), 164 (Anastasiia Krokhina), 166 (Monkey Business Images), 168 (nednapa), 171 (Monkey Business Images), 173 (BlueRingMedia), 177 (Chaowalit Seeneha), 178 (Designua), 181 (StudioMolekuul), 184 (Designua), 186 (Microgen), 191 (RHJPhtotos), 196 (Horacio Selva), 202 (Tom Wang)

dr. med. ulrich
strunz

heilung erfahren

Verborgene Krankheiten erkennen und besiegen

Was wirklich hinter rätselhaften Symptomen steckt

HEYNE <

Inhalt

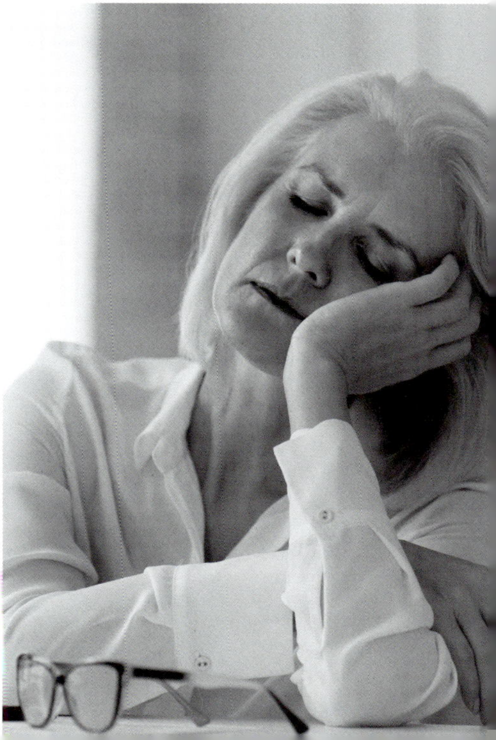

III Diagnose: Verborgene Entzündungen

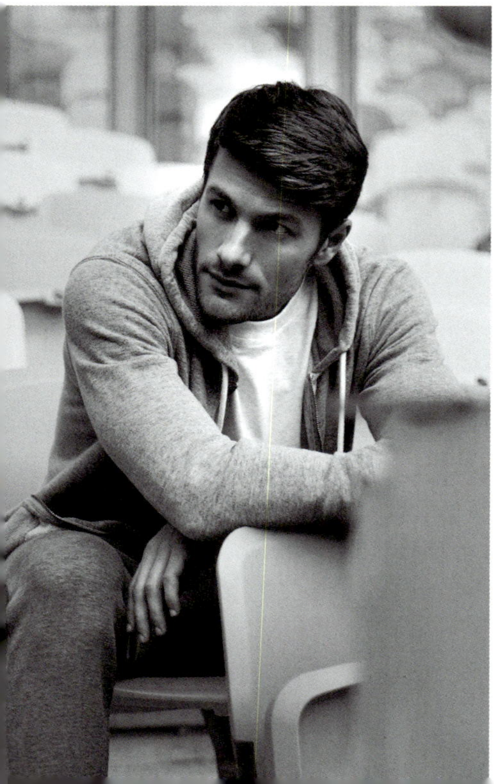

IV Spurensuche: Verborgene Krankheiten lesen

V Zurück zur Gesundheit

»Alles nur eingebildet«

Eine wunderhübsche Diagnose: »Das bilden Sie sich nur ein.« Da bleibt einem als Antwort nichts als Sprachlosigkeit. Was sollte man auch entgegnen? Einem Experten im weißen Kittel? Nicht wenige von Ihnen wurden mit weniger unverschämten, mehr wissenschaftlich klingenden Diagnosen nach Hause geschickt: Vegetative Dystonie, Neurasthenie, larvierte Depression. Ärzte sind einfallsreich. Nur: Was fängt man damit an? Wenn's einem doch wirklich schlecht geht?

Kürzlich kam eine junge Frau mit Muskel- auch Gelenkschmerzen im ganzen Körper in die Praxis. Die typische Odyssee vom Hausarzt zum Rheumatologen, zum Endokrinologen und so weiter hatte sie hinter sich. Kein pathologischer Befund. Nichts nachweisbar. Nichts fassbar. Was kann ein klassisch ausgebildeter Hausarzt tun, wenn er dicke Arztbriefe aus der Uniklinik durchblättert, in denen alles Mögliche steht – nur keine Diagnose? Er verschreibt Schmerzmittel. Vielleicht auch Psychopharmaka. So wird üblicherweise gehandelt. Was das bringt? Nichts. Zumindest nichts, was das Übel an der Wurzel packt.

Und jetzt behaupte ich, dass ich helfen kann. Warum? Weil ich nicht nur Mediziner bin, sondern auch Physiker. Naturwissenschaftler. Nach vielen Jahren Forschung und Praxis weiß ich recht gut, was die Medizin ausgeforscht hat. Ohne Ergebnis. Und ich weiß auch, was sie bisher *nicht* erforscht hat – anders gesagt: was sie gerade zu verstehen beginnt.

Was wir in meiner Praxis schon lange verstanden haben, sind molekularmedizinische Möglichkeiten. Etwa mit den Vitaminen B_{12}, C, D und E. In jahrelanger Detailarbeit haben wir an der individuell richtigen Dosis gefeilt. Eine andere ist das Aminogramm. Wer misst das in Deutschland, wer kennt sich hier aus? Immer noch wenige Praxen, aber es werden mehr. Auch hier haben wir lange gefeilt, bis wir sie hatten: die richtigen Messwerte für alle Aminosäuren. Also die, mit denen Ihr Immunsystem wieder stark wird. Mit denen sich dann Ihre Selbstheilungskräfte aufschwingen. Was wir außerdem messen, sind verborgene Infektionen. Zum Beispiel Ihr Epstein-Barr-Titer – also das »Nachdröhnen« Ihres Immunsystems nach Mononukleose (»Pfeiffersches Drüsenfieber«). Für uns ein signifikanter Messwert für die Stärke oder Belastung des Immunsystems.

In diesem Buch möchte ich Ihnen einen neuen Blickwinkel auf das Abenteuer Heilung vorstellen: Den nüchternen, naturwissenschaftlichen Blick auf sogenannte »Wunderheilungen«. Die in den meisten Fällen darin bestehen, das Verborgene aufzuspüren: den Mangel, die Entzündung, den Krebs. Es geht darum, die fehlenden Stoffe zu finden, deren Mangel Körper und Seele den Stecker gezogen hat. Und sie dann aufzufüllen. Mit schlichter, heilender Natur: Vitamine, Mineralstoffe, Fett- und Aminosäuren.

Die Patientin mit den Muskelschmerzen litt übrigens an Fibromyalgie. Da kann man nichts machen? Doch, man kann. Lesen Sie selbst …

Viel Freude dabei wünscht Ihnen

Ihr

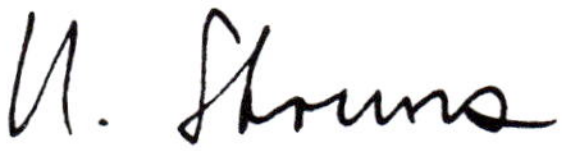

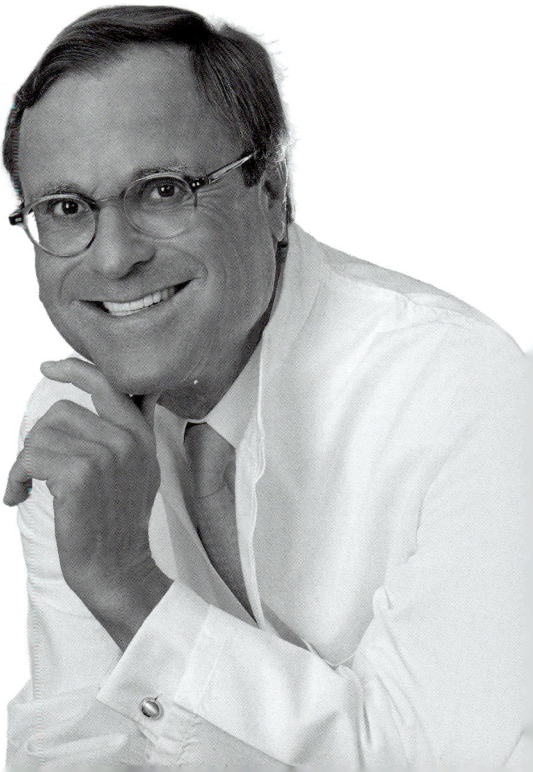

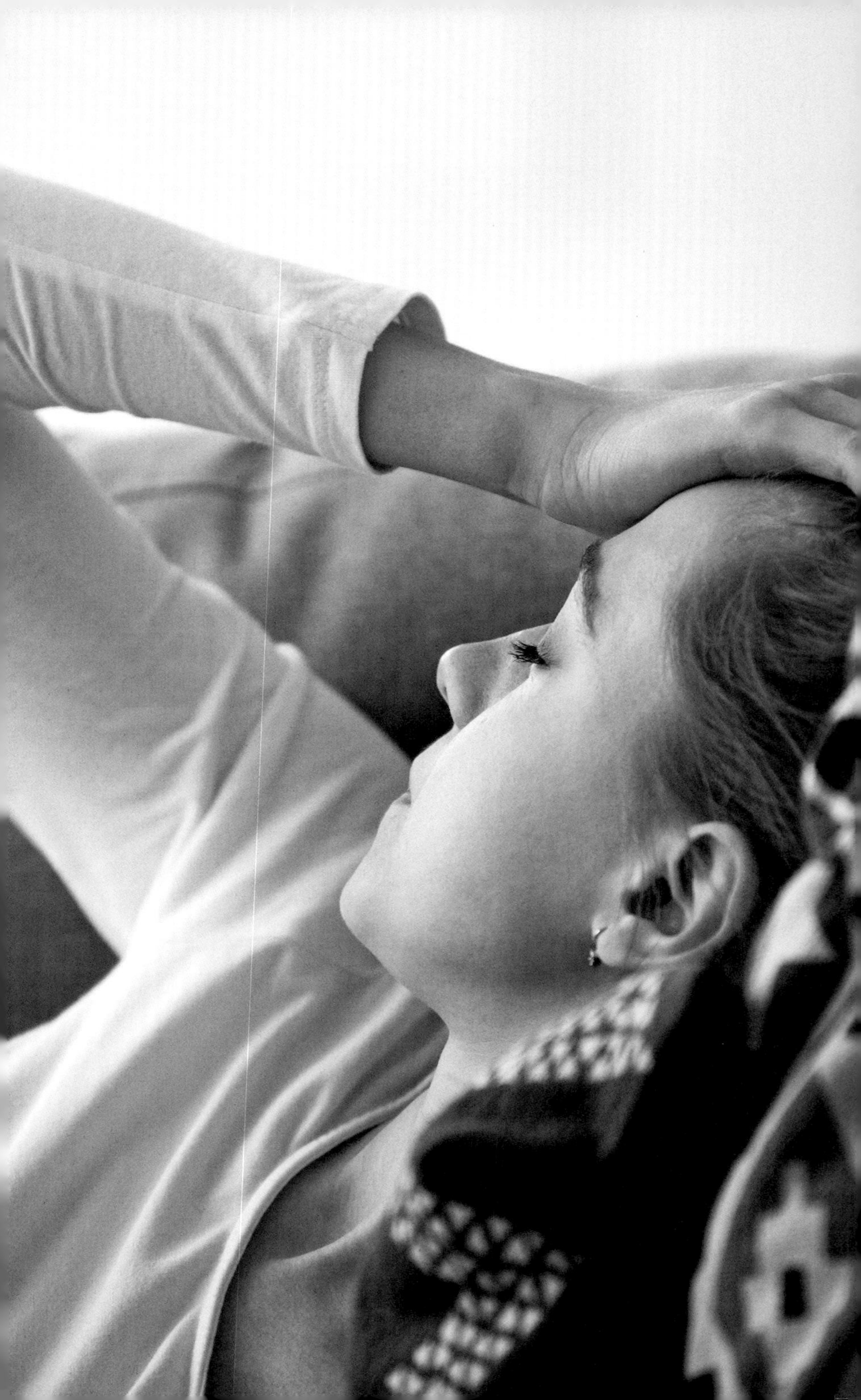

I Wenn Medizin nicht weiterweiß

Nach vielen Arztbesuchen haben Patienten mehr Fragen als Antworten. Sie sind verunsichert. Verzweifelt. Weil die Heilung nicht gelingt. Dem schulmedizinischen Betrieb fällt es oft schwer, die richtige Diagnose zu stellen, die richtige Therapie zu finden. Molekularmedizin geht anders vor. Sie findet neue Wege. Weil sie etwas wagt, was Schulmedizin nicht wagt: Sie denkt über die einzelne Diagnose hinaus. Und sieht den ganzen Menschen.

Erfolg macht blind

Fibromyalgie – klingt für mich ein wenig wie *Vegetative Dystonie*. Also wie eine Diagnose, die mancher Arzt dann stellt, wenn er eigentlich sagen möchte: »Sorry. Ich weiß nicht, was Ihnen fehlt.« Für mich sind diese Diagnosen nichts anderes als Wortdeckel. Deckel, die man auf die Leiden der Menschen setzt, damit sie Ruhe geben, und damit man sie einer Krankenkassenkategorie zuordnen kann. Unter diesen Deckeln aber leiden die Menschen weiter. Einem Menschen mit Fibromyalgie tut jeder Muskel weh, jedes Gelenk. Der weiß nicht mehr ein noch aus. Der hat den Eindruck, dass ihm niemand hilft. Niemand helfen kann. Dabei bemühen sich die an medizinischen Hochschulen ausgebildeten Ärztinnen und Ärzte doch – zumindest so, wie sie es gelernt haben. Ist das der Grund, warum sie in der Sprechstunde zwar sprechen, aber nicht zuhören?

»Ich hatte die Vermutung, dass es mir schlecht geht, weil etwas mit meinem Stoffwechsel nicht stimmt. Doch diese Annahme wurde sofort verworfen. Stattdessen überwies mich meine Hausärztin an einen Rheumatologen mit dem Verdacht: Fibromyalgie.«

Und die Odyssee beginnt

Warum ausgerechnet diese Diagnose, dieser Zungenbrecher? Warum geht die Hausärztin nicht der anderen, viel einfacheren Spur nach: Der Stoffwechsel funktioniert nicht, weil ihm etwas fehlt?

Weil sie von Mangelversorgung mit Mikronährstoffen (Mineralstoffe, Vitamine), von Mangelversorgung mit Makronährstoffen (Eiweiße, Fette) und von mangelbedingten Stoffwechselstörungen möglicherweise noch nie gehört hat. Das muss man ihr nicht vorwerfen, das Thema kommt an der Uni kaum vor. Die Hausärztin tut also das, was ratlose Hausärzte meistens tun: Sie überweist an den Facharzt.

Fibromyalgie. Die wichtigsten Symptome

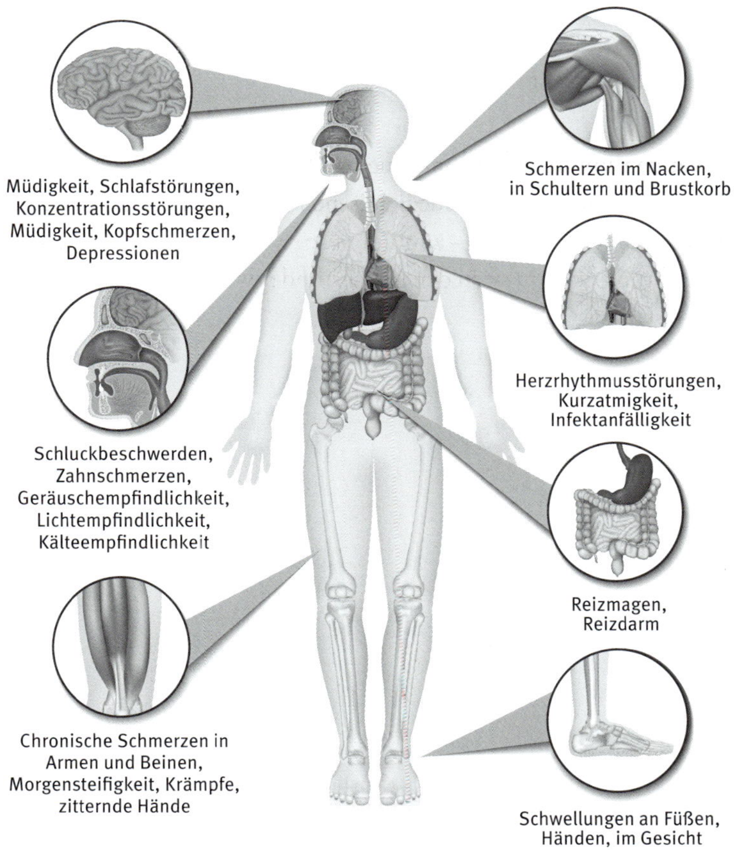

Sie schickt die Patientin zum Rheumatologen. Der hat im Prinzip die richtige Idee. Er misst im Blut. Und? Findet er eine Spur? Nein. Nichts. Keine Entzündung, kein Rheuma. Und jetzt? Der Facharzt tut das, was ratlose Fachärzte meistens tun: Überweisung in den Maschinenpark der Klinik.

Kernspin, Computertomografie, Szintigrafie und Lumbalpunktion – haben Sie alles schon einmal gehört. Vielleicht schon durchgemacht. Unserer Patientin bohrt man das Rückenmark an. Vielleicht findet sich hier eine Spur. Ergebnis? Wieder nix. Was tut die Klinik? Das, was die Leitlinienmedizin meistens tut, wenn sie überhaupt nicht mehr weiterweiß. »Nun ja, es ist wohl *psychisch*«, sagt sie, und gibt die Spurensuche auf.

»Dann ist es eben psychisch …«

Vor allem Frauen werden häufig mit einer solchen Diagnose abgespeist. Bei Frauen werden Schmerzen und andere körperliche Symptome häufiger auf psychische Probleme zurückgeführt, bei Frauen werden Herzkrankheiten häufiger falsch diagnostiziert, Frauen warten länger auf Schmerzmittel und auch länger auf eine Krebsdiagnose.[1] Ein Grund dafür ist eine gravierende *Wissenslücke* in der Medizin: Über den weiblichen Körper weiß man auch heute noch viel weniger als über den männlichen Körper, weil in der Vergangenheit vor allem an (weißen) Männern geforscht wurde. Dazu kommt eine *Vertrauenslücke*. Studien und zunehmend mehr Fallberichte zeigen, dass Frauen mit ihren Anliegen in der Arztpraxis oder im Krankenhaus oft nicht ernst genommen werden. Neben Frauen trifft das auch Menschen mit anderer Hautfarbe oder mit Behinderungen. Dieses Phänomen wird mittlerweile unter dem Begriff »medical gaslighting« diskutiert.[2] »Gaslighting« bezeichnet eine Form der Manipulation, bei der die Absicht besteht, jemanden dazu zu bringen, seine eigenen Erfahrungen, Erinnerungen oder Wahrnehmungen infrage zu stellen. So auch in diesem Fall: Die Patientin wird zum Psychiater geschickt. Der schlussendlich – Bleiben wir fair:

in seiner Not! – ein Psychopharmakon vorschlägt. Der Hammer wirkt so, wie gedacht: er dämpft, benebelt, deckt das Leiden zu. Doch unter dem doppelten Deckel der Nebeldiagnose und der Pharmadröhnung leidet der Mensch im Stillen weiter.

So geht schulmedizinische *Behandlung*. Aber wirkliche *Heilung*? Davon kann keine Rede sein. Dabei gibt es auch hier Möglichkeiten. Wege, die sich die Universitätsmedizin hier und da langsam zu erschließen beginnt. Wege, die Sie sich oft schon selbst erschlossen haben, bevor Sie zu mir kommen. Kommen wir auf das Stichwort Stoffwechsel zurück:

> *»Ich habe in Eigenregie meine Ernährung auf (fast) No Carb umgestellt. Sport treibe ich sowieso. Dazu reichlich Nahrungsergänzungsmittel, genauer Eiweißshake, Vitamine, Mineralstoffe, ein spezieller Nährstoffkomplex für das Bindegewebe, Magnesium, Vitamin C.* ***Nach drei Wochen war ich beschwerdefrei.****«*

Die Schmerzen weg. Bei Fibromyalgie! Für gesunde Menschen ist die Sensation hinter dem Wörtchen »beschwerdefrei« kaum nachfühlbar. Klassisch ausgebildete Ärzte wollen sie nicht sehen. Können sie nicht sehen. Warum?

Wunder? Nein: Naturgesetz

Auf den ersten Blick sieht diese Geschichte der Heilung aus wie eine dieser typischen Wunderheilungen. Vor denen die einen staunend erschaudern, von denen sich die anderen skeptisch abwenden: »Hokuspokus. Kann gar nicht sein.«

Das ist die typische Reaktion nach zehn, fünfzehn Jahren harter Ausbildung im Fach Medizin. In einer Medizin, die sich im Laufe ihrer Geschichte immer mehr der Kunst der *Diagnose* zugewandt hat (statt der Kunst der *Heilung*). Die immer wieder neue Krankheiten definiert (um nicht zu sagen: »erfindet«). Die immer kompliziertere Apparate baut und immer speziellere Medikamente entwickelt. Und die im Laufe der Zeit immer mehr auf den *Fall* guckte – das Knie, das Herz, den Reizdarm – und immer weniger auf den Menschen. Genau das ist der jungen Patientin mit der Diagnose Fibromyalgie passiert. Es ist passiert, bevor sie der Leitlinienmedizin den Rücken kehrte und ihren Weg zur Heilung in der Molekularmedizin suchte. Was ist der Unterschied?

Molekularmedizin: Was ist das?

Leitlinien-Medizin: Viele Ärzte, viele Krankenhäuser, viele Geräte, viel Aufwand, viele Schmerzmittel, Psychopharmaka. So geht Behandlung nach Leitlinien, perfekt abgestimmt auf das Kategoriendenken der universitätsmedizinischen Ausbildung und das Abrechnungssystem der Krankenkassen. Professionell – oft aber wirkungslos.

Molekularmedizin: Grundlage ist das detaillierte Blutbild. Nicht nur die üblichen, sondern alle relevanten Werte. Analyse der häufig massiven Versorgungsmängel mit Aminosäuren (Eiweiß), mit Mineralstoffen (z. B. Magnesium) und Vitaminen. Ernährungsumstellung. Mehr Bewegung. Gezieltes Stress-weg-Programm.

Molekularmedizin ist ein relativ junger Zweig der Medizin. Sie nutzt das Wissen und die Methoden anderer biowissenschaftlicher Grundlagenfächer wie zum Beispiel Molekularbiologie, Biochemie, Zellbiologie, aber auch Physiologie, Anatomie und Evolutionsforschung.

In den frühen Jahren der Molekularmedizin stand die Erforschung der menschlichen Gene im Vordergrund. Außerdem die Frage, welche genetische Information sich wie auf den Organismus auswirkt. Hinter verborgenen Krankheiten vermutete man vor allem Mutationen.

Heute ist klar, dass es keine einfachen Zusammenhänge zwischen Genen und Krankheiten gibt. Deshalb geht es in diesem Buch um eine andere Frage der Molekularmedizin: Was haben Mikro- und Makronährstoffe mit verborgenen Krankheiten zu tun?

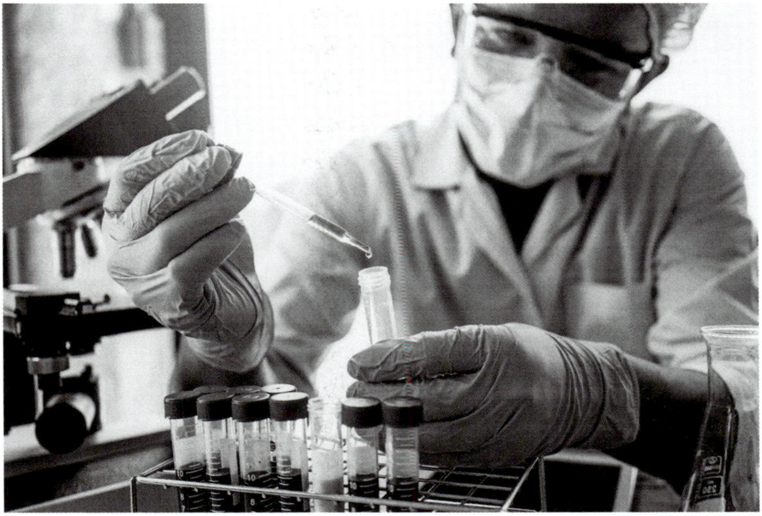

Anders ernähren, anders bewegen, anders entspannen – das ist schon das ganze Geheimnis. Ergebnis: Beschwerden weg. So auch bei der Fibromyalgie-Patientin. Warum das funktioniert? So einfach? Ohne Nebenwirkungen? Wir haben es hier mit den Grundbausteinen des

Lebens zu tun: Eisen, Magnesium, Sauerstoff, Vitamin C, Fettsäuren, Eiweiß. Diese Atome und Moleküle sind so alt wie das Leben selbst. Sie haben das Leben auf diesem Planeten möglich gemacht.

Und aus diesen Stoffen baut sich der menschliche Körper auf. Mit diesen Stoffen regeneriert er seine Gesundheit. Deshalb wirken sie oft (nicht immer! Stichwort Akutmedizin!) stärker als manches komplizierte Pharmamedikament.

Das hat nichts mit Wundern zu tun, das hat nichts mit Glauben oder Esoterik zu tun, das hat etwas mit unseren Naturgesetzen zu tun. Chemie. Physik. Biologie.

Naturwissenschaft!

Auf dieser Grundlage und vor dem Hintergrund meiner fast 50-jährigen Erfahrung als Arzt weiß ich: Heilung erfahren – das ist auch und gerade in »aussichtslosen« oder »unheilbaren« Fällen möglich. Weil wir nicht an der Diagnose herumdoktern, sondern die Basis der Gesundheit in Ordnung bringen. Die Baustoffe des Lebens, die im Blut präzise nachmessbar sind.

Noch einmal, weil es so wichtig ist: Auch wenn immer wieder von »Wundern der Heilung« die Rede ist – wir beobachten hier keine Wunder. Wir beobachten die Naturgesetze der Selbstheilung bei der Arbeit. Sagen Sie auch: Molekularmedizin. Oder, einfacher: das Leben. Das seit Beginn der Evolution mit der Fähigkeit ausgestattet ist, sich nach Verletzung und Infektion, nach Entzündung und Stress immer wieder in Phasen der Heilung zurückzuschwingen. Wenn man versteht, was dem Organismus fehlt. Und ihm gibt, was es braucht.

Wie man herausfindet, was fehlt, und *was* man dann gibt, um die Balance wiederherzustellen – darum geht es in diesem Buch. Im Fokus stehen zwei Themen:

- **Diagnose: Mangel:** Anders als die Leitlinienmedizin diagnostiziert die Molekularmedizin übliche Krankheiten rund um Herz-Kreislauf, auch hormonelle Dysbalancen und seelische Störungen auf unübliche Weise: anhand der Blutwerte. Die Therapie setzt dann genau dort an: Blutwerte verbessern. Zum Beispiel durch die Gabe von Magnesium, Eisen, Eiweiß. Auch genannt »Nahrungsergänzungsmittel«, kurz NEM.
- **Diagnose: Entzündung:** Der menschliche Körper reagiert auf Krankheiten immer nach dem gleichen Prinzip: mit Entzündung. Weil diese prinzipiell immer gleich abläuft, hilft aus molekularmedizinischer Sicht auch die immer gleiche Therapie: eine Kombination aus Bewegung (um den Stoffwechsel anzukurbeln), Ernährung (um die Blutwerte zu boostern und damit das Immunsystem) und Meditation (um Stresshormone abzusenken, was wiederum das Immunsystem stärkt).
- Zum Schluss belohnen wir uns mit einem Ausblick zum Thema: **Den Weg frei machen für die Kraft der Selbstheilung.**

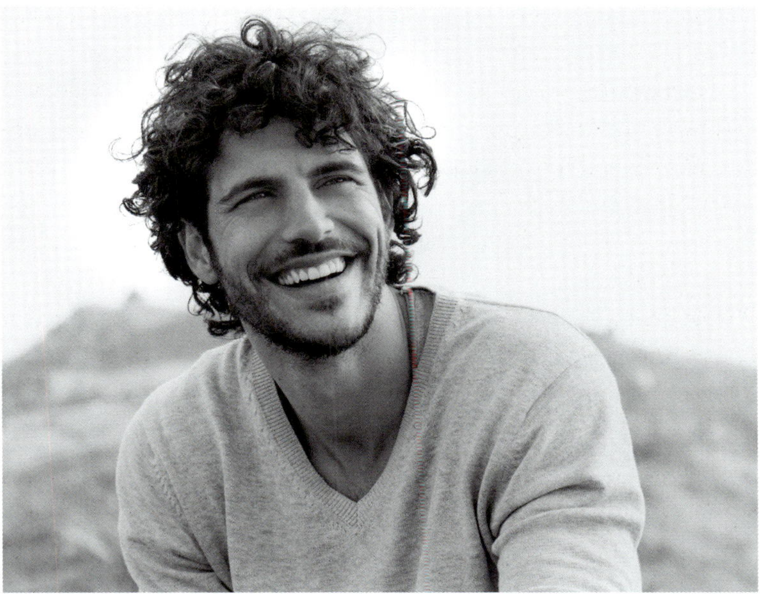

Den ganzen Menschen sehen

Sie überschwemmen mich, liebe Patientinnen, liebe Patienten. Zunehmend. Die mich tagtäglich erreichende Post kann ich kaum noch lesen. Leider auch nicht mehr komplett auswerten. Viele Ihrer »Wunderbriefe« kommen handschriftlich, viele wurden glücklich beschwingt dahingeschrieben.

Zum Beispiel dieser: Es schreibt mir ein Patient, 70 Jahre alt, mit schwerem Nervenleiden und – aus Sicht seiner Ärzte – nur geringen Heilungschancen. Zwei Mal schon hatte ein Blutpfropf seine Lunge verstopft, zwei Mal kam es zu Lungenembolie. Dazu litt der Mann unter schwerem Asthma, behandelt mit Kortison, außerdem massiv unter Migräne.

Was macht die Leitlinienmedizin in einem solchen Fall? Der Neurologe schaut die Nerven an, der Lungenfachmann das Asthma. Die Migräne interessiert den Lungendoktor nicht, das Asthma kümmert den Neurologen nicht. Fachübergreifendes Denken und Arbeiten ist nicht geübt, ist nicht vorgesehen, wird auch nicht bezahlt.

Die Molekularmedizin geht anders vor. So auch wir in unserer Praxis in Nürnberg/Roth. Wir suchen nicht nach der einen richtigen Diagnose, sondern schauen auf den ganzen Menschen. Machen das Gesichtsfeld groß und verbinden alles mit allem. Erster Schritt: Blutanalyse. Spurensuche nach Versorgungsmängeln, nach Entzündungsmarkern, nach Resttitern längst überstandener Infektionen (als Titer misst man die Menge von Antikörpern oder Antigenen, die nach einer Infektion noch im Blut sind).

Dann kommt, was bei uns immer kommt: Die Empfehlung, Versorgungslücken zu schließen. Eiweiß (Aminosäuren) ist meistens dabei, Eisen, Zink, Magnesium, Fettsäuren (Omega 3), Vitamine. Sich anders ernähren, endlich bewegen, regelmäßig entspannen. So geschehen bei unserem 70-Jährigen, der kurz darauf direkt aus der »Prüfkammer für Asthma« funkt:

»Ich habe seit dreizehn Jahren das erste Mal gepustet ›wie ein gesunder Mensch‹! Obwohl ich keine Asthmamittel mehr eingenommen habe. Ich bin sehr glücklich.

Die Migräne ist besser geworden, aber leider nicht weg. Wird ausgelöst durch körperliche Überanstrengung. Jedoch kommt ein Anfall mit weniger Medikamenten in kürzerer Zeit zum Stillstand.«

Verstehen Sie, was ich meine? Wer sich nicht an einzelne Diagnosen klammert, sondern insgesamt auf das Prinzip Selbstheilung setzt, der hilft dem »ganzen Menschen«. Für mich ist das nicht weniger als das Ergebnis einer neuen Medizin, die einen völlig anderen Zugang zum Patienten findet, und die auch »Krankheit« oder »Diagnose« anders definiert.

Ich sage: Selbst, wenn wir Mediziner eine Grundkrankheit nicht in den Griff bekommen (neben all den vermeintlichen »Wunderheilungen« geschieht das oft genug), können wir dem Menschen dennoch helfen. Können wir sein Leben ein bisschen leichter und glücklicher gestalten. Können wir einen neuen Weg finden. Was das für ein Menschenleben bedeutet, habe ich selbst erlebt.

Ich war Rollstuhlfahrer. Mit 19 Jahren hockte ich da, mit Schmerzen, und war für die zuständigen Mediziner nur ein *Fall*, eine *Diagnose*, ich war *zwei kaputte Knie*. Jedenfalls kein ganzer Mensch mehr. Wie man sich da fühlt, weiß ich noch ganz genau. 17 Professoren ließen mich sitzen. Erst der 18. Professor, Prof. Hohmann im Waldkrankenhaus Erlangen, hat mich als Mensch gesehen und … *geholfen*. Ich habe Heilung erfahren. Es war also doch möglich. Seit diesem Erlebnis weiß ich: Heilung ist immer möglich. Warum passiert es dann nicht *immer*?

Das hat etwas mit der uralten Kultur der Universitätsmedizin zu tun. Die Geschichte der medizinischen Ausbildung hängt uns am Bein wie ein Klotz.

Raus aus dem Diagnose-Denken

In seiner klassischen Ausbildung lernt der angehende Arzt, lernt die angehende Ärztin Schubladen auswendig. Ein riesiges Schubladensystem der Diagnosen: Auslöser X macht Krankheit Y und braucht Behandlung Z. Dieses System sitzt dann im Kopf und verwandelt die Idee der »Behandlung« in eine detektivische Suche nach Hinweisen. Woher kam X? Wie heißt Y? Was also ist das richtige Z?

Auf der einen Seite hat man also das, was die Kranken sagen und was der Arzt sieht, tastet, misst: die Symptome. Auf der anderen Seite das Schubladensystem der Diagnosen und Leitlinienbehandlungen. Wie passt das jetzt zusammen? Schon werden die medizinischen Apparate angeworfen und die Spurensicherung geht los. Der Arzt als Sherlock Holmes.

Sobald sein Fall Konturen gewinnt, zieht Dr. Sherlock die (hoffentlich) richtige Schublade, sucht die entsprechende Leitlinie heraus und die passende Krankenkassenabrechnung. Und dann passiert es. Ab diesem Moment behandelt er die Schublade – und nicht mehr den Menschen. Was nicht nur unsympathisch wirkt, sondern zu lebensgefährlichen Fehldiagnosen führen kann:

So viele Fehldiagnosen!

Der typische Tunnelblick auf die Diagnose (ver-)führt immer wieder zu Fehldiagnosen, Fehlbehandlungen, er führt zu Leid und Tod. Laut Bundesärztekammer[3] trugen im Jahr 2020 insgesamt 499 Menschen einen leichten bis mittleren Dauerschaden davon, 136 einen schweren, 104 starben infolge ärztlicher Behandlungsfehler.

Zu Fehldiagnosen kommt es zum Beispiel, wenn bei Schmerzen am Bein nur ebendieses Bein durchgecheckt, aber nicht systematisch nach dem Lebensstil gefragt wird. Wie bewegt sich der Mensch? Bewegt er sich überhaupt? Wie geht er mit Stress um? Was isst er den lieben langen Tag? Was trinkt er, raucht er, spritzt er sich?

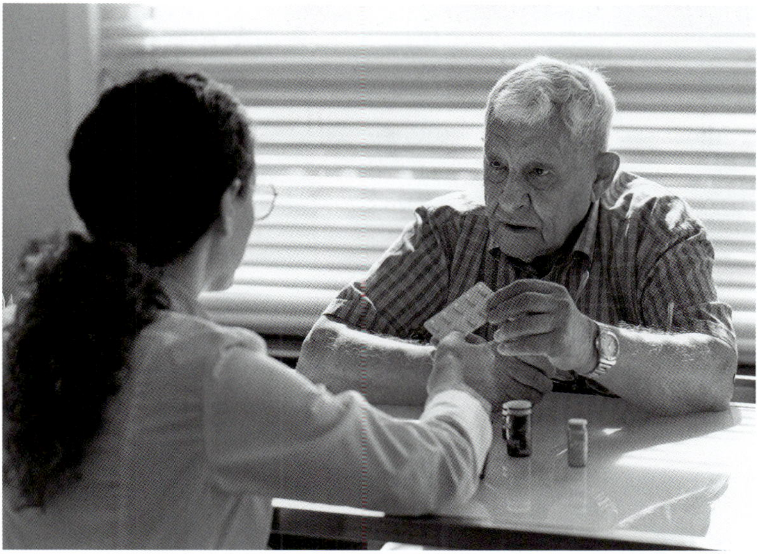

Kürzlich berichteten Kollegen[4] von einem vierjährigen Kind mit starken Schmerzen in den Beinen. Sehr untypisch für ein Kind in diesem Alter: Es wollte nicht laufen. Erste Diagnose: Autismus. Nur: Wie passen Schmerzen und Autismus zusammen? Was hat das eine mit dem anderen zu tun? Die Antwort fanden die Ärzte glücklicherweise *nicht*, indem sie den kleinen Kerl in den OP schoben und seine Beine »aufmachten«. Also keine OP. Eine richtige Entscheidung. Sie fanden sie *nicht*, indem sie das Kind in die Röhre schoben, um sein Gehirn zu durchleuchten. Also keine Magnetresonanztomografie (MRT), keine Computertomografie (CT). Auch dies eine richtige Entscheidung. Sie fanden die Antwort, als sie die Mutter nach den *Ernährungsgewohnheiten* des kleinen Patienten fragten. Diagnose: Skorbut. Also extreme Fehlernährung mit der Folge Vitamin-C-Mangel. Die Krankheit der frühen Seefahrer. Früher half Sauerkraut, heute hilft Ascorbinsäure. Resultat:

»Bemerkenswerte Besserung.«

Skorbut ist eine der Mangelkrankheiten, die längst überwunden schienen und deshalb oft übersehen werden. Mit der Folge, dass umfangreiche, aber letztendlich unnötige invasive Untersuchungen und Verfahren zum Einsatz kommen, die die Diagnose lebensgefährlich verzögern können. Dieser Fall zeigt, wie wichtig es ist, über die engen Grenzen der üblichen Diagnosen hinauszuschauen und grundsätzlich zu fragen: Fehlt hier was?

Wie oft etwas fehlt, ist erschreckend: 20 Prozent der Menschen, die in hiesigen Krankenhäusern liegen, sind schwer fehlernährt. Weitere 15 Prozent sind mäßig mangelernährt.[5] Das Phänomen ist nicht neu: Schon vor 15 Jahren hatte die German Hospital Malnutrition Studie gezeigt, dass von 1886 Patienten schon am Tag der Klinikaufnahme 27 Prozent mangelernährt waren. Schaut man in die einzelnen Abteilungen, sieht die Lage noch schlimmer aus: Mehr als die Hälfte der geriatrischen (also älteren) Patienten kamen mangelernährt in die Klinik, bei Krebspatienten war es ein Drittel.[6]

Wie reagieren die Kliniken darauf? Die meisten gar nicht! Dabei haben viele Studien bewiesen, dass in diesen Fällen eine gezielte ernährungsmedizinische Betreuung dazu führt, dass es weniger Komplikationen gibt, dass weniger Menschen in der Klinik sterben und dass auch weniger Menschen nach ihrer Entlassung innerhalb von kurzer Zeit erneut ins Krankenhaus müssen.[7]

Warum, fragt man sich, päppelt man die schlecht ernährten Kranken dann nicht erst einmal mit gesundem Essen auf? Oder bei gravierenden Mängeln: gezielt mit Nahrungsergänzungsmitteln wie Omega 3, Eisen, Vitamin D, Magnesium, Kalium und so weiter? Die Antwort ist so einfach wie grausam: Es rechnet sich nicht. Oder, um das *Ärzteblatt* zu zitieren: »Dem steht entgegen, dass sich Ernährungstherapie kaum erlösrelevant abbilden lässt.«[8] Autsch.

Menschen heilen – statt Diagnosen behandeln

In der deutschen Medizin fehlt nicht nur das vernetzte Denken – sondern auch die persönliche Vernetzung. Es passiert gar nicht selten, dass sich die Behandlungen von Haus- und Fachärzte geradezu widersprechen. Zum Beispiel, wenn sie Medikamente verschreiben, deren Wirkungen gegensätzlich sind und zu neuen Beschwerden führen. Darüber hinaus wird oft nicht gesehen, dass Krankheiten gerne im Bündel auftreten.

Ein Leiden kommt selten allein

Als Arzt habe ich viel Leid gesehen – doch während der Osterfeiertage 2021 hat mich ein Bericht im Forum meiner Webseite strunz.com aufgewühlt. Zeilen, die man gar nicht ernst genug nehmen kann. In denen ein junger Mann, stellvertretend für Millionen andere Menschen auf diesem Globus, sein Leid beschreibt. Überflüssiges Leid, und deshalb umso schlimmer:

»Ich leide seit mehr als 20 Jahren an einer CED (chronisch-entzündlichen Darmerkrankung), zeitgleich habe ich rheumatoide Arthritis, axiale Spondyloarthritis mit Gelenkbeteiligung bekommen. 2012 bin ich an kreisrundem Haarausfall erkrankt … Mittlerweile habe ich kein einziges Haar mehr … Und genau das ist meine größte Belastung … Warum trifft das gerade mich???

Ich war bei sooooo vielen Ärzten, Naturheilern, Ganzheitsmedizinern, Akupunkturtherapien, TCM und so weiter. Und als würde das Krankheitsbild nicht reichen, habe ich 2018 Krebs bekommen. Die Chemo hat mir echt sehhhhhr viel Energie, Lebensfreude, Motivation und Geduld abverlangt. Die Nebenwirkungen waren von A-Z alle vorhanden.«

Deprimierend. Ich stecke so etwas nicht einfach so weg. Aber noch wichtiger: Ein Drama, dass der junge Mann keinen Lösungsweg sieht. Den es längst gibt! Man kann etwas tun gegen Colitis ulcerosa, gegen rheumatoide Arthritis und gegen Haarausfall. Bei Krebs werde ich vorsichtiger: *Der König aller Krankheiten* (Siddhartha Mukherjee, 2010) ist uns immerhin heute zugänglich. Und Chemo-Nebenwirkungen: Völlig überflüssig. Wie das?

Mit der immer gleichen Antwort. Mit einer Antwort, für die die Immunforscher Tasuku Honjo und James Allison im Jahr 2018 den Medizin-Nobelpreis erhalten haben. Weil sie zeigen konnten, dass sich die eigene Körperabwehr so entfesseln lässt, dass sie gegen Krebs wirksam wird. Was für jeden von uns heißt: Mach dein körpereigenes Immunsystem unüberwindlich. Stichwort Baustoffe des Lebens: Aminosäuren, Vitamine, gesunde Fette und Co. Lass das Gift weg. Stichwort leere Kohlenhydrate. Und lebe dann der Natur entsprechend. Lauf! Finde innere Ruhe! Stichwort Meditation.

Ja, ich wiederhole mich. Doch wenn das Wissen noch immer nicht da ist, wo es hingehört? Bei Ihnen? Beispiel Aminosäuren: Natürlich machen Aminosäuren das Immunsystem stark gegen Krebs, denn woraus sind die Bestandteile des Immunsystems zusammengebaut? Aus Aminos. Natürlich helfen Aminosäuren gegen Haarausfall, denn aus was bestehen Haare? Aus Keratin. Auch das ist aus Aminos gebaut. Nicht zuletzt kommt es bei rheumatischen Erkrankungen zu einem erhöhten Eiweißbedarf. Der Körper braucht Aminosäuren! Nichts gegen Akupunktur und chinesische Kräutermedizin – aber wie soll sich ein Körper mit Tees und Nadelstichen heilen, wenn ihm die grundlegenden Bausteine fehlen?

Schon dieser eine Fall zeigt: Sobald dem Körper ein einziger, wichtiger Grundbaustein fehlt, knickt er an vielen Stellen ein. Und das ist der Denkfehler der Leitlinienmedizin. Auslöser X führt eben nicht zu der einen Krankheit Y. Sondern zumeist zu einem ganzen Bündel an Krankheiten, oft sogar zu einem regelrechten Teufelskreis.

Depression, Diabetes, Corona: Ein Teufelskreis

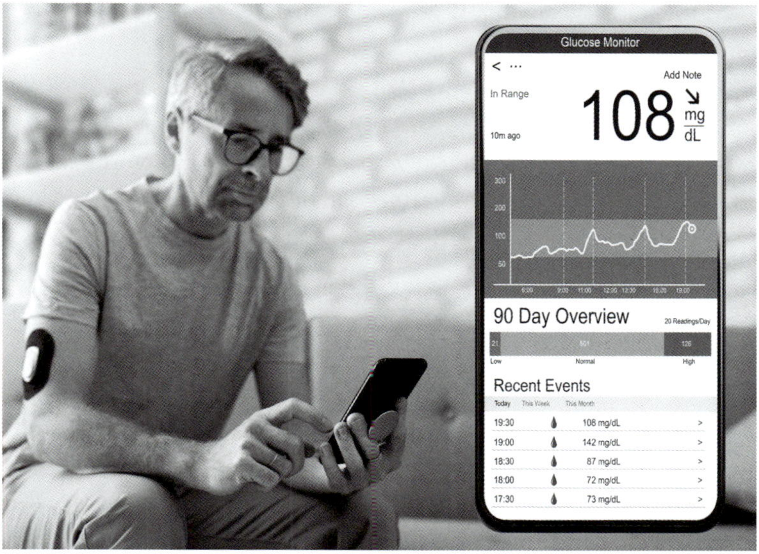

Gut untersucht[9] ist beispielsweise das Bündel Depression, Diabetes und Covid-19, also Corona. Der Teufelskreis geht so: Wer Diabetes hat, neigt zu Depression und hat außerdem ein hohes Risiko für eine schwere Corona-Infektion. Eine schwere Corona-Infektion führt zu langer Quarantäne. Eine lange Quarantäne begünstigt die Depression. Diese seelische Belastung führt zu vermehrter Ausschüttung des Stresshormons Cortisol. Das wiederum treibt den Blutzuckerspiegel in die Höhe. Und das ist der Grund für das hohe Sterberisiko[10] depressiver Diabetiker.

Einer der wichtigsten Merksätze, die ich der Universitätsklinik Erlangen verdanke, ist: »Struuunz, merken Sie sich: der Mensch hat Läuse und Flöhe!« Der Lieblingssatz meines hochverehrten Lehrers Prof. Demling.

Gemeint war: jede Krankheit, jede Befindlichkeitsstörung, jeder unangenehme Zustand in Ihrem Leben hat mehrere Gründe. Eben nicht einen einzigen. Grundsätzlicher Irrtum der Schulmedizin. Die geben immer eine Tablette mit einem Wirkungsmechanismus und glauben, dem Menschen geholfen zu haben. Tja.

Schauen wir uns einen zweiten Fall aus meiner Praxis an. Ein anderes Bündel an Leiden, die auf den ersten Blick nichts miteinander zu tun haben: Ein Asthmatiker infiziert sich mit Corona. Ist seither körperlich nicht mehr belastbar. Schwer depressiv. Keine Konzentration mehr. Die Gedanken »machen im Gehirn rum«, so formuliert es seine Frau. In der Praxis nehmen wir Blutwerte, messen die Mängel, stellen ein ganzes Paket mit Ergänzungsmitteln zusammen, empfehlen Bewegung und Entspannung. Drei Wochen später erreicht uns diese Nachricht:

»Die gedrückte Stimmung meines Mannes war schon nach zwei Wochen weg. Außerdem ist er körperlich wieder voll belastbar. Das Zittern an der linken Hand ist ebenfalls weg. Weiter hat sich seine Trittsicherheit gebessert.«

Und dann die Überraschung. Ein typisches Risiko, eine typische Nebenwirkung unserer Vorschläge: Auch der Frau des Patienten geht es besser. Weil sie einfach mitgemacht hat:

»In drei Wochen habe ich drei Kilo abgenommen. Das Krankheitsgefühl wegen Erkältung ist weg. Körperlich bin ich ebenfalls gut belastbar. Ein Knacksen im linken Sprunggelenk morgens beim

Treppabwärtsgehen ist seit zwei Wochen nicht mehr hörbar. Die erweiterten Äderchen auf Wangen und Nase haben sich fast bis zur Unkenntlichkeit verjüngt.«

Was steckt dahinter? Seit der Corona-Infektion ständige Infekte, Schnupfen, deswegen kaum noch Sport. Die Durchblutung im Kopf ging runter, der Blutdruck rauf. Dann, nach drei Wochen »artgerechter Haltung« mit genetisch korrekter Ernährung, mit genügend »Auslauf« und Ruhephasen: Ein offensichtlich besseres Immunsystem. Entzündung runter. Gewicht runter. Sauerstoffversorgung rauf. Das Gehirn wacht auf. Heilung kommt in Gang.

Und dann etwas Seltsames: Die Äderchen auf Wangen und Nase sind weg. Muss ich das Schild an meiner Arztpraxis jetzt ändern in »Dr. Strunz, Hautarzt«? Scherz beiseite. Sie verstehen, dass es um etwas sehr Ernstes geht: Leitlinienmedizin kümmert sich um Diagnosen. Um Bürokratie. Molekularmedizin kümmert sich um den ganzen Menschen. Um Sie.

»Eine der verbreitetsten Krankheiten ist die Diagnose.«

KARL KRAUS

Und noch ein dritter Fall. Der zeigt: Es geht uns hier nicht nur um den schwer kranken Menschen. Es geht auch um den gesunden. Das beweist eine erfrischende Bemerkung, die ich kürzlich von einem von Ihnen per E-Mail bekommen habe.

Es geht um Angriffslust. Energieschub. Motivation. Genau das, was uns leben lässt. Wie das funktioniert hat? Nicht mit einem Plus an Bewegung: Der Herr ist bereits 3-Stunden-Marathonläufer. Und nicht mit einem Plus an Meditationszeit. Also muss es an der Ernährung liegen. In diesem Fall: Nahrungsergänzung. Aminos. Magnesium, Eisen, Zink, Vitamine, das übliche. Bausteine, die nicht nur Heilung anstoßen, sondern auch gesunde Menschen boostern. Hin zu mehr Energie, zu Lebenslust, zu

Lebensfreude. Das, was in der klassischen Medizinerausbildung überhaupt nicht vorkommt. Was in keinem Lehrbuch steht. Was aber in der Realität passiert. Wenn die Dosis stimmt, geht's schon nach kurzer Zeit los:

»Erfrischender Nachtschlaf! Als ein Herpesbläschen kam, war es am gleichen Tag wieder weg – früher hatte ich mindestens eine Woche Beschwerden! Wiedererwachender Tatendrang für meine Firma … ich bin wieder Herr der Lage. Meine Stimmung ist lockerer, entspannter, mit mehr Abstand zu den Tagesproblemen.

Der Antrieb im Sport kommt zurück, sogar mit kurzen Einsprengseln von Gefühlen der Angriffslust (so wie früher), die 3:00 h doch zu knacken. Denn: Zuletzt nur 3:07 h sowie 3:06 h, immer auf Grund drei- bis vierwöchiger Trainingsausfälle wegen Erkältung. Entspannung in der Familie, da ich selbst lockerer und entspannter bin. Außerdem: Gewichtsreduktion.«

Sie erleben alle soeben hautnah mit, wie ein Leben auf den Kopf gestellt wird. Wie Lebensenergie und Lebensfreude, die zwei wichtigsten Grundlagen auch Ihrer Existenz, zurückkehren. Zurückkehren heißt: Wir alle haben das richtige Leben einmal genossen. So mit vier, fünf, sechs Jahren. Und haben es einfach hergeschenkt.

Nun kann man resignieren, wie es die Universitätsmedizin tut. Die sich für Dinge wie Lebensenergie und Lebensfreude nicht zuständig fühlt. Stimmt. Oder man kann begreifen, dass diese zwei Begriffe die Grundlagen von Gesundheit beschreiben. Dass sie die Schulmedizin also sehr wohl angehen. Und dass man, wenn man auf sie aufbaut, ein neuer Mensch wird. Sich aufschwingt wie ein Adler.

Was uns zum nächsten Thema führt: Wussten Sie, dass weibliche Adler noch größer, dass sie noch majestätischer sind als männliche? Kaum jemand weiß das. In der Biologie und der Medizin gilt der männliche Körper als der Normalfall.

Blind für Vielfalt

In der Medizin wird am männlichen Körper geforscht, weil der immer gleichbleibt: keine Menstruation, keine Verhütungsmittel, keine Schwangerschaft, keine Wechseljahre. Der medizinische »Normalkörper« der Fachbücher und Forschungsprojekte ist jung, männlich und weiß. Damit kennt man sich aus. Mit den vielen Menschen da draußen, die älter oder jünger, die dunkelhäutig, rothaarig, besonders groß oder klein, die ungewöhnlich hager oder stämmig gebaut oder einfach *weiblich* sind, mit denen kennt man sich nicht so gut aus. Die hat man nicht auf dem Schirm. Obwohl diese Menschen nicht die Minderheit sind, sondern die Mehrheit. Eine unangenehm unübersichtliche Mehrheit.

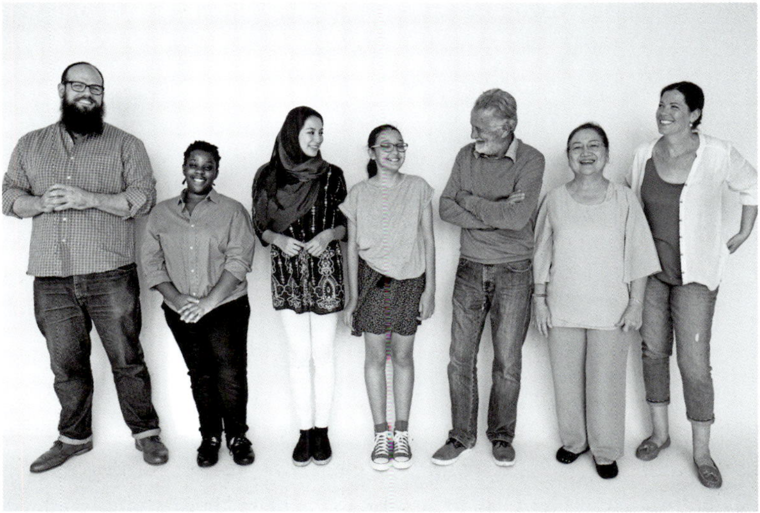

Das ist der Grund, warum Frauen häufiger an Herzinfarkt sterben als Männer. Bei ihnen erkennt man den Infarkt oft nicht, weil sie andere Symptome haben: Übelkeit, Erbrechen, Bauchschmerzen, Kurzatmigkeit – und eben nicht nur den bei Männern typischen Druckschmerz in der Brust. Deshalb starben laut *Deutschem Herzbericht* zum Beispiel

2016 mehr Frauen an Herzkrankheiten als Männer, obwohl sie seltener davon betroffen sind. Deshalb landen Frauen mit Herzinfarktsymptomen im Schnitt eine ganze Stunde später[11] in der Notaufnahme. Oft zu spät.

Das ist der Grund, warum die Wirkung von Medikamenten[12] bei Frauen oft falsch eingeschätzt wird. Diazepam, besser bekannt als Valium, ist ein fettlösliches Mittel. Weil der weibliche Körper mehr Fett enthält, wirkt Valium bei Frauen länger. Auch Aspirin baut sich langsamer ab, weil eine Frauenleber anders arbeitet als eine Männerleber.

Sogar typische Frauenkrankheiten werden oft übersehen, weil sie im Studium nicht im Mittelpunkt standen, weil es nur wenige Experten gibt und weil wenig dazu geforscht und publiziert wird. Endometriose – äußerst schmerzhafte Wucherungen von wandernden Gebärmutterschleimhaut-Zellen im Bauchraum, im Darm, in den Gelenken – wird im Schnitt erst nach zehn Jahren diagnostiziert. Nach zehn Jahren höllischen Schmerzen, nach zyklischen inneren Blutungen, die sich anfühlen wie »jeden Monat eine Geburt«[13] und die vielen Frauen die Partnerschaft, den Job, das Leben kaputt machen. Und es trifft viele: Wahrscheinlich sind von 100 Frauen 5 bis 15 von Endometriose betroffen. Die Schätzungen sind uneinheitlich, weil so viele Fälle unentdeckt und unverstanden bleiben. Auch die chronische Entzündung der Gebärmutterschleimhaut, Endometritis[14], wird oft nicht gefunden, bleibt verborgen. Sie verursacht Fehlgeburten. Pech?

Auf der anderen Seite haben auch Männer Pech. Und zwar dann, wenn sie Brustkrebs haben, Osteoporose oder Depressionen. »Kann gar nicht sein«, heißt es in diesen Fällen oft. Dann wird weiter nach Diagnosen gesucht, dann wird mehr Zeit verschwendet, dann wird den betroffenen Männern nicht geholfen oder viel zu spät.

Die Fixierung der Medizin auf den weißen Normalkörper ist auch der Grund, warum bei dunkelhäutigen Menschen gefährliche Hautkrankheiten übersehen werden: Sie sehen anders aus als im Lehrbuch. A propos Lehrbuch[15]: Es gab eine Zeit, in der relativ einfache, wissenschaftliche Illustrationen die Welt der Medizin in Staunen versetzten: Zum einen war das die anatomische Darstellung eines schwarzen Fötus im Bauch einer schwarzen Schwangeren, gezeichnet von Chidiebere Ibe, einem nigerianischen Medizinstudenten. Seit 2020 illustriert Ibe anatomische Details und spezielle Hautveränderungen – Vitiligo, Fieberbläschen, Verletzungen – bei Menschen mit dunkleren Hauttönen. Ende 2021 hatte er seine Fötus-Zeichnung erstmals online gestellt und damit eine Welle der Begeisterung ausgelöst. Überall in der Welt zeigten Zeitungen, Zeitschriften, Fernsehsender seine Arbeiten – heute sind sie online leicht zu finden (Google Bildersuche »Ibe Illustrations«).

Ibe wurde bereits eingeladen, einige seiner Illustrationen in der zweiten Auflage eines Handbuchs für Hautkrankheiten zu veröffentlichen (*Mind the Gap: A clinical handbook of signs and symptoms in Black and Brown Skin*). Ibe will Kinderneurochirurg werden und arbeitet außerdem an einem Lehrbuch über Geburtsfehler, das mit Bildern dunkelhäutiger Kinder illustriert werden soll. Sein Traum: „Ich möchte, dass bei der Online-Suche nach einer bestimmten Hautkrankheit oder einem bestimmten Gesundheitsproblem die ersten Pop-ups Illustrationen farbiger Menschen sind«, sagt er.[16]

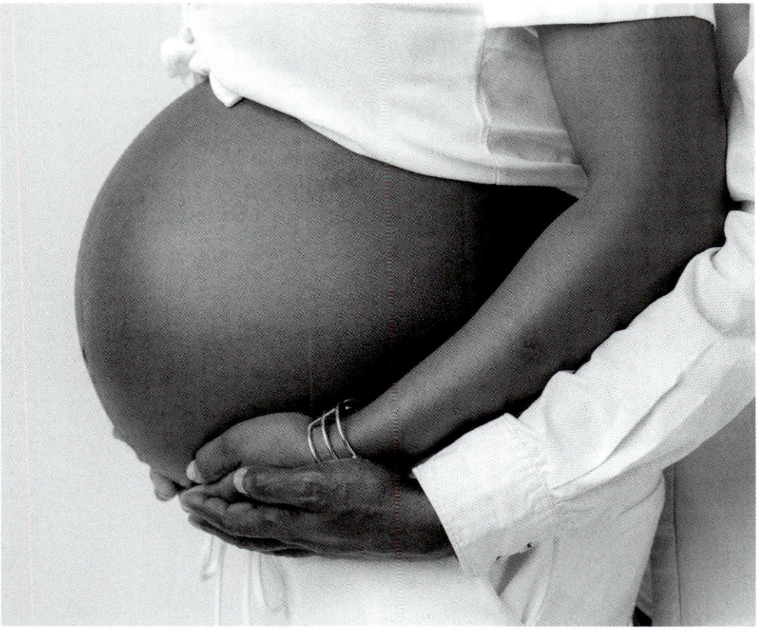

Zum anderen war es das erste komplette 3-D-Modell eines weiblichen Körpers. Ein Modell, bei dem tatsächlich eine Frau abgebildet wurde – und nicht ein Mann, bei dem man oben Ersatzteile angefügt und unten einige ausgetauscht hatte. Wann das passierte, dass diese neuen Bilder die Welt in Staunen versetzten? Vor 50 Jahren? Vor 20? Nein, es war 2022.

Immerhin war es 2022. Die Medizin wacht auf. Wird wach für die Vielfalt der Menschen, für die Vielfalt der Symptome. In den USA wird bereits diskutiert, ob man medizinische Daten differenzierter erheben und auswerten müsste. Denn solange vor allem weiße Männer in den medizinischen Studien berücksichtigt werden, bleibt die Gesundheit und bleiben die Krankheiten der vielen anderen unverstanden. Bis heute kann man sich zum Beispiel nicht erklären, warum die häufigsten Todesursachen bei schwarzen und weißen Amerikanern Herzkrankheiten sind, bei asiatischen und hispanischen Amerikanern aber Krebs. Solange die Medizin blind bleibt für Unterschiede, schreibt Jane L. Delgado, Präsidentin und CEO der National Alliance for Hispanic Health in Washington, so lange »werden wir die Barrieren, die wir angeblich abbauen wollen, aufrechterhalten und die Gesundheit aller Gemeinschaften gefährden«.[17]

Was heißt das jetzt für Sie? Es heißt, dass die riesigen epidemiologischen Studien, die Pharmaforschung und die Lehrbücher oft herzlich wenig zu tun haben mit Ihnen. Mit Ihrem Einzelfall. Es heißt, dass Sie eine Diagnostik brauchen, die weder über Ihre Hautfarbe noch über Ihr Alter noch über Ihr Geschlecht stolpert. Sie brauchen objektive Daten, die Ihnen sagen, was wirklich los ist mit Ihnen. Sie brauchen … Ihre Blutwerte.

Die Hände gebunden

Blutwerte. Sonst erst mal nichts. Für die klassische Universitätsmedizin ist das ein Affront. Ein Frontalangriff. Die Molekularmedizin stellt sich hin und sagt: »Euer riesiges Schubladensystem der Diagnosen interessiert uns nicht. Eure Leitlinien interessieren uns nicht. Wir schauen, was hinter den »Krankheitsbildern« los ist. Wir schauen hinter die Symptome. Wir gehen mit wissenschaftlicher Präzision auf Spurensuche da, wo wirklich Spuren zu lesen sind: in der Atemluft, im Urin, im Speichel, in den Haaren – vor allem aber im Blut.

Dann müssen wir nicht mit geschickten Fragen nach Befindlichkeiten bohren. Wer kann diese schon präzise benennen? Wir brauchen nicht nach (peinlichen, geheimen) Ernährungsgewohnheiten zu fragen. Wer erinnert sich so genau? Wer ist überhaupt ehrlich? Wir messen.

Fokus auf Hintergründe

Wenn wir direkt im Blut nachmessen, finden wir Spuren, die bei anderen Methoden der Diagnose verborgen bleiben. Wir sehen zum Beispiel Marker[18] wie erhöhtes C-reaktives Protein und erhöhtes Homocystein – mögliche Hinweise auf Schizophrenie. Wir sehen viel zu niedriges Vitamin B_{12} und B_9, also Folsäure – und finden so den Hintergrund einer bipolaren Störung. Wir sehen erhöhtes Cortisol – und damit einen Faktor, der Depression begünstigt. Wir sehen Resttiter nach überstandener Mononukleose – und verstehen endlich, woher Ihre bleierne Müdigkeit kommt.

Moment … sooo einfach? Im Prinzip ja. Natürlich braucht man Erfahrung, um aus den sehr langen Listen von Blutwerten die richtigen herauszufischen. Also die Werte, die man gezielt optimiert, um Heilung anzustoßen. Man braucht Erfahrung, um zu verstehen, welche Werte individuell für Sie – als junger Mann, als schwangere Frau, als hochbetagter Mensch –, die wirklich optimalen sind. Was man nicht mehr braucht, ist die über Jahrhunderte sorgfältig ausgebaute Schubladenwand der Diagnosen, über die schon der britische Schriftsteller Aldous Huxley (1894–1963) lästerte:

> »Die medizinische Forschung hat so enorme Fortschritte gemacht, dass es praktisch überhaupt keinen gesunden Menschen mehr gibt.«
>
> ALDOUS HUXLEY

Molekularmedizin stellt also nicht weniger als eine komplette medizinische Kultur infrage: die Kultur der westlichen Diagnosemedizin mit ihrer doppelten Fixierung. Zum einen die Fixierung auf zu lösende »Fälle«, zum anderen die Fixierung auf die Halbgöttinnen und -götter in weißen Kitteln, die diese Fälle lösen. Beides interessiert Molekularmedizin höchstens noch am Rande.

Stattdessen interessiert sie sich für Labortechnik und Listen mit Blutwerten. Naturwissenschaft. Messbarkeit. Statt Weißkittelgöttern. Und sagt dann auch noch: Wir heilen, wo ihr nicht mehr weiterwisst. Wir können das belegen an Hunderten von Fällen. Natürlich gefällt das der etablierten Universitätsmedizin nicht. Man ist beleidigt, einerseits.

Andererseits ist die deutsche Universitätsmedizin ein eingespieltes, hochkomplexes System. Es lässt sich nicht einfach komplett umkrempeln, schon aus juristischen Gründen nicht. Dazu ein Fall aus meiner Praxis, für den ich etwas weiter ausholen muss.

Raus aus dem Mittelalter

Eine der tragenden Säulen der antiken Medizin war der Aderlass. Die Phlebotomie. Ihnen allen bekannt. Bei jeder nur denkbaren Erkrankung von Mensch und Tier wurde zur Ader gelassen. Bis ins 19. Jahrhundert ein übliches Verfahren. Der Gedanke dahinter: »Krankes Blut« entfernen.

Aderlass – Was ist das?

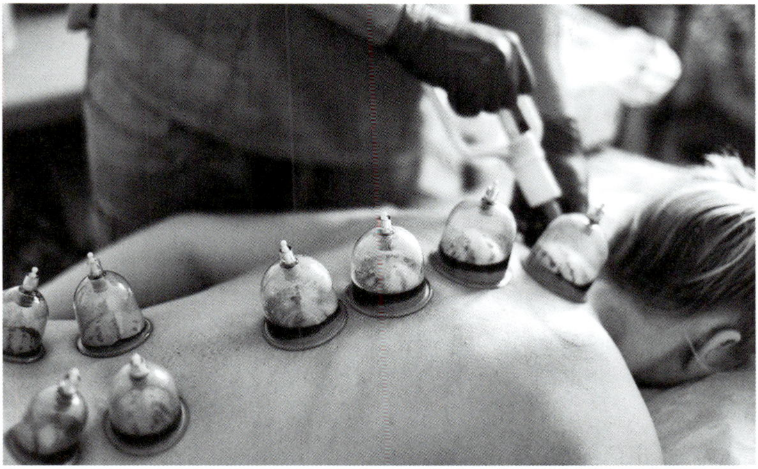

Beim Aderlass werden dem Menschen zwischen 50 Millilitern und einem Liter, heute zumeist maximal 500 Milliliter Blut entnommen. Damit wird die Sauerstoffversorgung des gesamten Körpers, jedes Organes vermindert. Deshalb stirbt man, wenn der Arzt den Aderlass übertreibt, oder wenn man aus anderen Gründen zu viel Blut verliert: Operation, Geburt, Verkehrsunfall.

Medizin heute hat bessere Möglichkeiten als den Aderlass. Doch es gibt auch heute noch Krankheiten wie zum Beispiel die Eisenspeicherkrankheit (Hämochromatose), bei welcher der Aderlass – zu Recht erfolgreich – angewandt wird. Erfolgreich deshalb, weil der Körper zu viel Eisen aus der Nahrung aufnimmt, weil er dieses Eisen in den Organen ablagert und so die Zellen schädigt. Was das Eisen angeht, schöpft man in diesem seltenen Fall also aus dem Vollen.

Das Gleiche gilt für eine seltenere Autoimmunkrankheit, die Polycythaemia vera. Da produziert das Knochenmark einen Überschuss an roten Blutkörperchen. Daraufhin wird das Blut zu dick. Damit es nicht gefährlich verklumpt, wird es per Aderlass entfernt. Das funktioniert, hat aber gravierende Nachteile. Lesen Sie selbst, wie es einer meiner Patientinnen ergangen ist:

*»Mit der Diagnose Polycythaemia vera kam ich zu Ihnen. Regelmäßige **Aderlässe** und eine **unendliche Müdigkeit** und Erschöpftheit waren meine ständigen Begleiter.*

*Seit ich vor knapp drei Jahren bei Ihnen war, brauche ich **keinen Aderlass** mehr und es geht mir hervorragend. Ich gehe täglich joggen, mache Krafttraining und Gymnastik, hänge meine Altersgenossen um Längen ab, esse ketogen – also fast keine Kohlenhydrate –, nehme NEMs und bin gut gelaunt.«*

Für mich sind die Zeilen dieser E-Mail eine medizinische Sensation. Ich meine, man sollte sie auf jedem Ärztekongress weltweit als Erstes zur Einleitung, zur Einstimmung vortragen. Am besten von der Patientin selbst vortragen lassen. Die Presse weltweit würde sich überschlagen. Über diese »einmalige Wunderheilung«. Wobei Sie alle, liebe Leserinnen, liebe Leser, längst wissen, dass hier nur heutiges, modernes Wissen angewandt wurde: Eine Autoimmunstörung wurde besiegt. Nichts weiter. In meinen Augen inzwischen banal. In den Praxen hierzulande aber nicht umsetzbar:

»Und hier jetzt ein lieber Gruß von meiner Hämatologin an Sie, den Kollegen Dr. Strunz. Sie ist begeistert von Ihrer Arbeit und bedauert es sehr, dass sie selbst nicht so arbeiten darf.

In Ihrer Gemeinschaftspraxis ist es ihr untersagt, einen anderen als den schulmedizinischen Weg zu beschreiten. Wenn sie jünger wäre, dann würde sie das tun. Nochmals großen Respekt an den Kollegen, lässt sie mich ausrichten. O-Ton: Ein Kollege ›bei dem ich Sie in guten Händen weiß‹.«

Die Hämatologin hat's verstanden. Hat's ja selbst miterlebt. *Darf* aber nicht so arbeiten. Es sei ihr *untersagt*. Ich will meine Kritik an der überkommenen Diagnosemedizin in diesem Land an dieser Stelle nicht weitertreiben. Aber ich denke auch nicht dran, mich von meinem – und damit Ihrem! – Weg abbringen zu lassen. Ein Weg, auf dem wir Störungen sicher finden, die sonst verborgen bleiben. Auf dem wir Heilungen anstoßen, die die herkömmliche Medizin nicht für möglich hält. Willkommen in der Welt der Molekularmedizin!

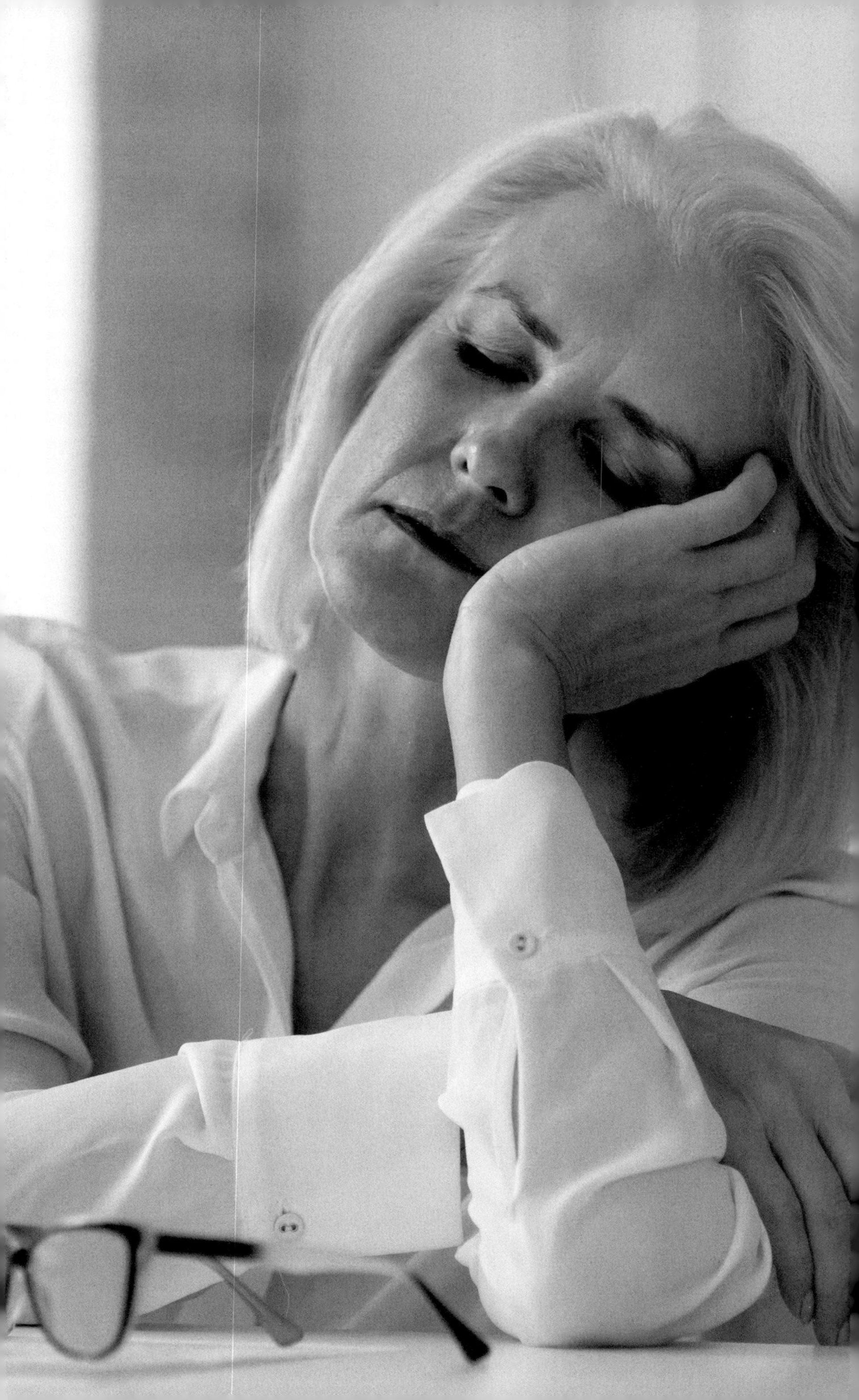

II Diagnose:

Versteckter Mangel

Hinter vielen Krankheiten steckt ein simpler Mangel. Zu wenig Vitamin B_3, zu wenig Magnesium, zu wenige Aminosäuren zum Beispiel. All diese Mängel lösen komplexe Störungen aus, die oft verwechselt, fehldiagnostiziert oder komplett übersehen werden – mit dramatischen Folgen: jahrelanges Leid. Eine Odyssee von Arzt zu Arzt. Dabei wäre Hilfe für Körper und Seele so einfach.

Was uns fehlt

Vitamine, Hormone, Mineralstoffe, Aminosäuren. Um die »richtigen« Werte im Blutbild wird viel gestritten. Was der eine für einen viel zu niedrigen Wert hält, findet der andere schon lebensbedrohlich hoch. Fakt ist: Nur wer das Gesamtbild mit allen seinen Werten richtig lesen und interpretieren kann, der findet auch individuell passende Werte, kann Mängel beseitigen und dem Körper die Chance geben, sich endlich selbst zu heilen. Dieses Kapitel stellt Menschen mit Symptomen vor, die zunächst rätselhaft erscheinen – und die sich bei genauer Analyse als Folge von Nährstoffmängeln entpuppen.

Die meisten Fälle stammen aus meiner eigenen Praxis, dokumentiert in den persönlichen Briefen der Patientinnen und Patienten. Ich habe sie anonymisiert und an einigen, wenigen Stellen sprachlich etwas geglättet. Nur der Verständlichkeit wegen. Im Anschluss an jeden Fall stelle ich Ihnen jeweils einen molekularmedizinischen Zusammenhang vor, der im vorliegenden Krankheitsbild besonders wichtig ist. Parallel dazu laufen unendlich viele weitere Heilungsprozesse im menschlichen Körper ab. Viele davon sind wissenschaftlich bewiesen und nachzulesen in meinen Büchern und unter www.strunz.com. Viele Prozesse sind aber auch noch nicht wissenschaftlich verstanden worden. Molekularmedizin steht bei vielen Fragen immer noch am Anfang.

Vielen herzlichen Dank für Ihre Briefe! Sie tragen wesentlich dazu bei, dass Medizin die wundersamen Prozesse der menschlichen Selbstheilung Tag für Tag ein wenig besser versteht. Danke!

Hunderte Ihrer Briefe liegen vor mir. Ihre Rückmeldungen zeigen mir nicht nur, dass Molekularmedizin wirkt. Sondern auch, dass das von uns gewählte Prinzip der Wissensvermittlung eine hohe emotionale Qualität hat. Es geht hier eben nicht nur um wissenschaftliche Arbeiten. Sondern um Ihre und meine Erfahrungen aus der Praxis, die wir mit einzelne Erkenntnis-Teilchen aus wissenschaftlichen Arbeiten verbinden – und so (hoffentlich!) verständlich machen.

Wenn das Herz um Hilfe ruft

Mit rund 17 Millionen Todesfällen pro Jahr sind Herz-Kreislauf-Erkrankungen die weltweit häufigste Todesursache. Oft heißt es: Da kann man nichts machen. Das Alter. Der Stress. Die familiäre Vorbelastung. Folgende Fälle zeigen, dass es keinen Grund gibt, bei Herzproblemen zu resignieren. Im Gegenteil.

Herzschwäche mit 78 Jahren. Kann man nichts machen?

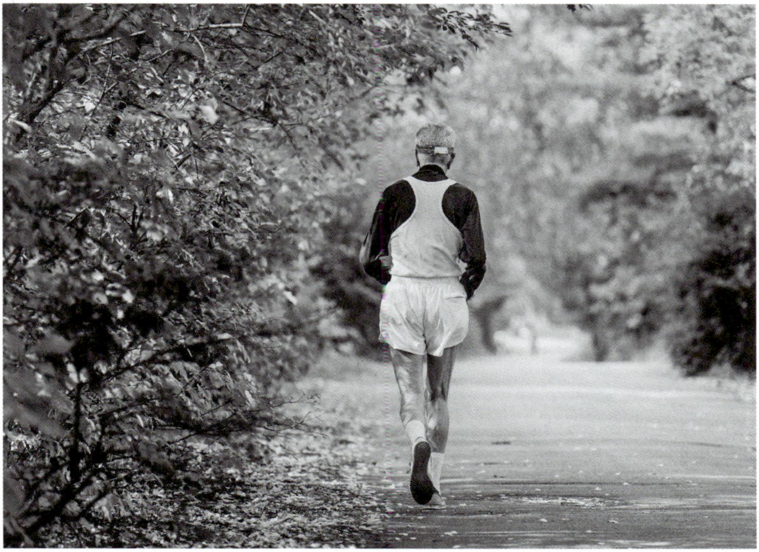

»Wassertabletten einnehmen« – das war alles, was der Hausärztin einfiel. Ein EKG jedenfalls sei nicht notwendig. Gelegentlich solle er bitte seinen Kardiologen aufsuchen. Mehr könne er nicht mehr erwarten mit seinen 78 Jahren. »Das ist nun mal das Alter.«

Moment mal. Die Herzrhythmusstörungen, das Vorhofflattern kannte er so nicht. Das alles war doch erst aufgetreten nach seinem Besuch beim … Urologen. Oder nicht? Er setzte sich hin, rekonstruierte das, was passiert war, und schrieb mir per E-Mail:

»Wenn Sie nicht so viel und so fleißig geschrieben hätten, würde ich heute wohl nicht mehr leben. Was war passiert? Der Urologe hatte irrtümlich ein falsches Medikament verordnet. Nebenwirkungen laut Waschzettel: Herzinsuffizienz. Also Herzschwäche. Passierte prompt. Ich ging sofort zum Kardiologen. AV-Block. Pulsfrequenz 34.«

Dazu muss man zwei Dinge wissen. Erstens: Grundsätzlich ist eine Pulsfrequenz von unter 50 Schlägen pro Minute kein Problem und im Spitzensport sogar von Vorteil. Jan Ullrich[19] zum Beispiel war bekannt für seinen Ruhepuls von 32, bei 500 Watt Maximalleistung in den Beinen, 1200 Millimetern Herzgröße, fast sechs Litern Lungenvolumen. Also zwei Liter mehr als normal.

Und, zweitens: Bei einem Atrioventrikular-Block, kurz AV-Block, laufen die elektrischen Reize nicht mehr richtig von den Herzvorhöfen in die Herzkammern. Die Herzfrequenz fällt ab auf unter 40 Schläge pro Minute, schlimmstenfalls kommt es zum Herzstillstand. Das wusste auch der Kardiologe:

»Sofort Schrittmacher implantiert. Nach drei Monaten Kontrolle: Vorhofflattern. Empfehlung des Kardiologen: Nichts. Keine weiteren Maßnahmen.«

Eine solche Empfehlung kann nur von einem Kardiologen kommen, für den der Mensch eine Maschine ist. Nach dem Motto: Lass das Herz ruhig flattern, der hat ja einen Schrittmacher. Dass der Mensch Gefühle hat, dass er Angst hat, Sorgen, dass er in der Nacht schlecht schläft mit flatterndem Herzen? Interessiert nicht. Umso erstaunlicher ist das, was jetzt kommt: Bei der nächsten Kontrolle im Herzzentrum war alles in Ordnung. Kein Vorhofflattern mehr. Keine Rhythmusstörungen mehr. Wie konnte das sein? Wenn doch – wegen der 78 Jahre – Heilung eigentlich nicht möglich war?

»›Nun ja‹, habe ich zum Kardiologie-Oberarzt gesagt, ›ich habe ja auch viel Magnesium und viel Kalium eingenommen.‹ Darauf antwortet der: ›Ja, das Magnesium wird häufig unterschätzt!‹

Da war ich beruhigt und dachte: Der Herr Doktor Strunz hat also doch recht gehabt. Zu Hause angekommen fragte ich mich dann aber doch, wieso mir die Heilwirkung von Magnesium kein Kardiologe mitgeteilt hatte. Auch bei keiner der umfangreichen Laboruntersuchungen im Herz-Gefäß-Zentrum ist Magnesium gemessen worden. Warum? An den Kosten kann es sicherlich nicht liegen. Tja, woran liegt es dann wohl? Ich habe da so eine schlimme Ahnung.«

»Eine schlimme Ahnung« – diese Bemerkung hat mich höchlichst amüsiert. Darf ich noch einmal Professor Gerd Antes zitieren, Wegbereiter der evidenzbasierten Medizin in Deutschland und bis 2018 Direktor des Deutschen Cochrane Zentrums? Schon vor gut 15 Jahren hat er in der *F. A. Z.* einen kritischen Artikel über das deutsche Medizinsystem[20] geschrieben. Über ein System, das zur internationalen Forschung viel zu wenig beiträgt, und das zum Ausgleich dieses Defizits den globalen Wissenspool zwar intensiv nutzen sollte – das aber nicht tut.

So »können oder wollen 80 Prozent der deutschen Ärzteschaft in der beruflichen Routine nichts in englischer Sprache lesen«, schreibt Antes. »Damit sind sie zwangläufig von dem globalen Wissenspool abgeschnitten.« Das Wissen ist also da, kommt aber in der »deutschen

Versorgungswirklichkeit« nicht an. Dann hören Patienten die Diagnose »Sorry, das Alter, kann man nichts machen.« Dann sterben Menschen, die noch lange leben könnten.

Die Framingham-Studie, die größte und längste medizinische Menschenstudie der Welt, ist ein zentraler Baustein des hierzulande weitgehend ignorierten medizinischen Wissens:

Im Jahr 1948 wurden mehr als 5.000 Bewohner der Kleinstadt Framingham (Massachusetts) für eine medizinische Studie rekrutiert. Die Stadt und ihre Bewohner galten als typisch für das gesamte Amerika und deshalb als ideal für eine Langzeitbeobachtung. Heute wird die dritte Generation untersucht. In der Studie wurde erstmals das Wort »Risikofaktor« geprägt, und sie liefert kontinuierlich wichtige Erkenntnisse zum Thema Herzgesundheit. Schon vor etwa 30 Jahren wurde die entscheidende Wirkung des Magnesiums gegen Herzrhythmusstörungen diskutiert. 2014[21] zeigte eine Sonderauswertung, dass die Personen mit der höchsten Magnesiumzufuhr im Vergleich zu denjenigen mit der geringsten Zufuhr eine um 58 Prozent reduzierte Wahrscheinlichkeit hatten, an einer Verkalkung der Koronararterien zu erkranken. Bleibt die Frage: *Warum* lässt Magnesiummangel das Herz austicken?

Das Herz tickt aus, wenn Magnesium fehlt

Unser Herzschlag wird angetrieben von ***elektrischer Energie.*** (Daher der Herzinfarkt nach dem Griff in die Steckdose.) Diese elektrische Energie entsteht im Zusammenspiel unserer Herzzellen mit den Mineralsalzen Kalium, Natrium und Kalzium. Im Blut gelöst bringen sie positiv geladene Ionen mit. Deshalb heißen sie Elektrolyte.

Im Inneren sind unsere Zellen negativ geladen. Bekommt die Zelle einen Impuls, kann sie die positiv geladenen Ionen hereinströmen lassen. Damit

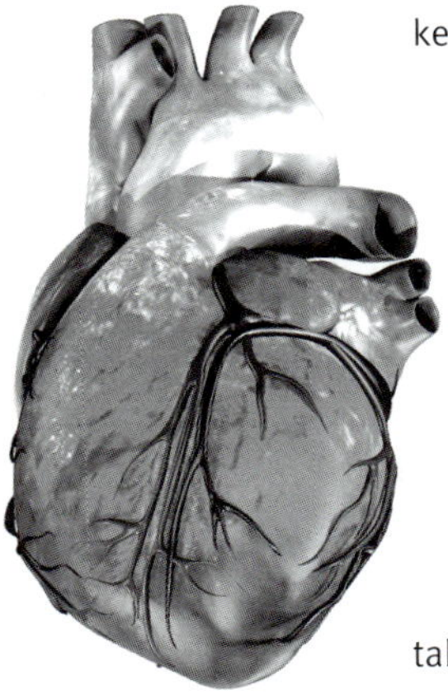

kehrt sich ihre Ladung um: von negativ zu positiv. Dann öffnet die Zelle spezielle Kanäle in ihren Membranen und pumpt die positiven Ionen wieder heraus. Die Ladung kehrt sich wieder um: von positiv zu negativ. Diese Potenzialänderung von gut 120 mV ist das »Aktionspotenzial« unserer Herzzellen, das den Herzschlag auslöst.

Verbrauchen wir sehr viel Magnesium – typisch bei Stress, typisch auch bei »Wassertabletten«! – dann funktionieren die Abläufe im Herzmuskel nicht mehr. Der Grund: Magnesium ist zwar nicht am Ionenaustausch beteiligt. Magnesium ist aber mitverantwortlich für die Refraktärzeit nach einem Impuls. Das ist die Zeit, in der eine Zelle *nicht* auf neue Impulse reagiert, also eine Pause. Fehlt Magnesium, funktioniert diese Pause nicht mehr, die Muskelzellen werden ständig erregt, und zwar zu schnell und zu unregelmäßig. Das löst Herzrhythmusstörungen aus.

Das zeigt: Tickt das Herz aus, brauchen wir nicht immer noch ein EKG, noch ein Sonogramm, noch eine Röntgenaufnahme. Wir brauchen immer auch Blutwerte. Und zwar die richtigen Blutwerte. Das sind diejenigen, die im Normalbereich liegen. Also orientiert am quicklebendigen, am gesunden Menschen. Wenn der Magnesiumwert stimmt, ist es völlig egal, welches Geburtsdatum im Pass steht.

»Das ist nun mal das Alter …« Falsch! Es fehlt nur Magnesium.

Totenfinger. Eine Durchblutungsstörung?

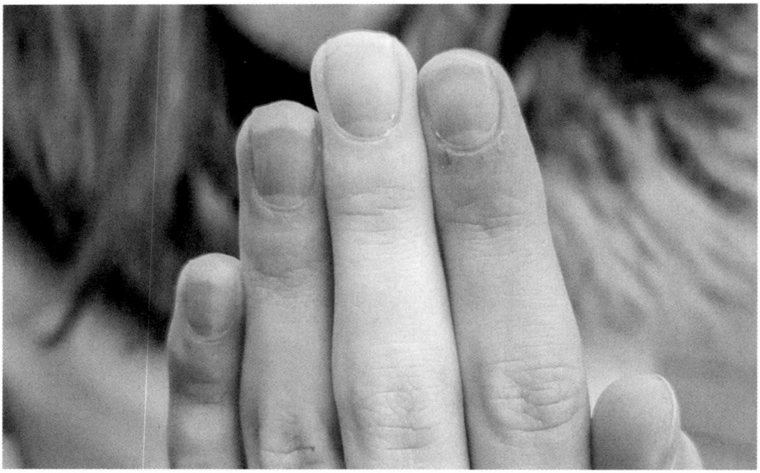

Eine normale rosige Hand, dann aber zwei oder drei Finger schneeweiß. Man traut seinen Augen nicht. Spontan versteht man: Die Finger werden nicht durchblutet. Sind eiskalt. Nachdem dieses Phänomen bevorzugt bei Frauen, besonders bei jüngeren auftritt, kann es kein Gefäßverschluss sein (das passiert bei älteren Herren häufig). Warum ist das Blutgefäß dann trotzdem dicht?

Es hat sich verkrampft. Nennt sich Gefäßspasmus, Verkrampfung der glatten Gefäßmuskulatur. Ausgelöst durch Kältereiz oder durch Stress. Vielleicht kennen Sie diese Krankheit unter dem landläufigen Namen Weißfingerkrankheit. In der Medizin spricht man vom Raynaud-Syndrom, lateinisch *digitus mortuus*. Toter Finger. Dahinter steht der Sympathikus. Einfacher gesagt: »Das ist nervlich.«

Was kann man tun? Wenn es »nervlich« ist, müsste man, logisch gedacht, das Nervenkostüm des betroffenen Menschen umkrempeln. Seinen Umgang mit Stress verändern. Einen überspannten, ängstlichen, angespannten Menschen in ein souverän-fröhliches, entspanntes Wesen verwandeln. In einen Menschen mit einem grundlegend anderen Zugang zum Leben. Wie soll das gehen?

Das ist der Grund, warum sich am Raynaud-Syndrom, an den eiskalten Händen, den weißen Fingern, schon viele Hausärzte und Internisten abgearbeitet haben. In der Regel vergeblich. Nicht anders in meiner Zeit an der Uni Erlangen. Wir haben uns die Zähne ausgebissen: Vom Kalzium-Antagonisten über den Beta-Blocker bis hin zu Beruhigungsmitteln haben wir alles probiert. Im Hintergrund das Wissen, heute nachzulesen auf Wikipedia: »Die Pathogenese ist nicht ausreichend geklärt.« Heißt auf Deutsch: Ursache unklar. Wirklich?

»Am 23.11.2020 habe ich losgelegt mit Ihrem Plan, mein Raynaud-Symptom in den Griff zu bekommen, welches mich täglich beim Laufen, stärker noch im Alltag seit Langem begleitet hat.

Seit etwa 14 Tagen habe ich kaum noch Beschwerden. Es ist unfassbar, seit Jahren litt ich daran, obwohl ich ja schon zahlreiche NEMs zu mir genommen habe, Low Carb unterwegs bin. Habe es nie in den Griff bekommen.

Und jetzt gehe ich bei Minusgraden morgens um 7 Uhr aus dem Haus zu meinen Laufründchen … ohne Angst zu haben … es ist für mich wie ein WUNDER! Klar, ab und zu habe ich eine Fingerkuppe weiß gefärbt, die aber in kurzer Zeit wieder durchblutet ist.«

Und dann denkt die Patientin an ihre Mitmenschen:

»Danke für Ihr Expertenwissen! Wie Sie mir geholfen haben, das in den Griff zu bekommen. Ich freue mich so sehr für mich, und zugleich sind so viele Menschen da draußen, die auch am Raynaud-Syndrom leiden … am liebsten würde ich all diesen helfen, für ein Leben ohne weiße Finger!«

Anschließend eine goldene Bemerkung, die sich jeder von uns hinter die Ohren schreiben dürfte:

»Es heißt nicht umsonst: Jeder ist seines eigenen Glückes Schmied!«.

Das nenne ich Eigenverantwortung. Tun. Und das beginnt bei der Laboranalyse. Es beginnt beispielsweise bei einem

- katastrophal tiefen Magnesiumspiegel von nur 0,78 mmol/L, und
- viel zu tiefem Arginin von 123 µmol/l.

Die Pathogenese (gemeint ist die Ursache) dieser lästigen, ja sogar hässlichen Krankheit gilt vielen Schulmedizinern als unklar? »Ich weiß nicht, Herr Doktor, ich weiß nicht …« – Sie kennen dieses Sprüchlein von Loriot. Ich sage: »Hier stehen doch zwei Zahlen, oder? Und die zwei Zahlen kann man korrigieren, oder? Und kann damit jahrelanges Leid abstellen. Das ist für mich Medizin.«

Bleibt auch hier die Frage: Warum hilft Magnesium, warum hilft Arginin, wenn es um die Durchblutung von Fingern geht?

Arginin und Magnesium stellen die Adern weit

L-Arginin wird im Körper umgebaut zu Stickstoffmonoxid (NO). Tatsächlich ein Gas. Dieses NO macht die Blutgefäße weit, es sorgt für gesunde Durchblutung bis in die Fingerspitzen und hilft auch, den gesamten Blutdruck zu regulieren. NO dient auch als wichtiger Signalstoff in den Nervenzellen, es schützt vor Infektionen und sogar vor Krebs. Weil NO gegen das Verklumpen von Thrombozyten wirkt, ist es aus molekularmedizinischer Sicht ein probates Mittel gegen Schlaganfall. Um NO zu produzieren, braucht der Mensch Sauerstoff (Laufen!), die Vitamine C und E und die Aminosäure Arginin. Ich empfehle einen Argininspiegel von mindestens 145 µmol/l. Steckt in Fisch, in Nüssen und in Eiweißkapseln.

Magnesium kommt immer ins Spiel, wenn der Körper Energie braucht: Es hilft, die Energiemoleküle ATP zu speichern. Zusammen mit Kalzium lässt es Muskeln arbeiten und es reguliert die Weiterleitung von Nervenimpulsen. Als »Salz der inneren Ruhe« wird Magnesium bezeichnet, weil es unsere glatte Muskulatur entspannt, weil es damit Nackenverspannungen löst (Tschüss, Migräne und Tinnitus), das Herz beruhigt (Tschüss, Herzrhythmusstörungen) und die Durchblutung von Händen und Füßen fördert (Tschüss, Totenfinger). Magnesium entfaltet seine wohltuende Wirkung ab einem Blutspiegel von 1,0 mmol/l. Steckt in Hühnereiern, Bananen, Mandeln und Magnesiumkapseln.

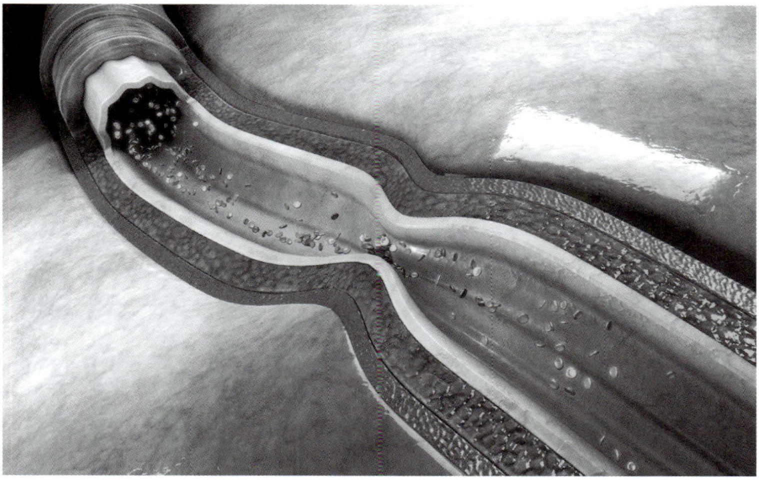

Weiße, kalte, wie abgestorbene Finger sind also kein Problem junger Frauen, gegen das man nichts tun kann, außer älter werden. Also nichts. Hinter Durchblutungsstörungen steht oft eine Stoffwechselstörung.

Und hinter Stoffwechselstörungen steht Mangelversorgung mit Grundbausteinen. In diesem Fall ein simples Mineralatom und ein einfacher Eiweißbaustein.

»Junge Frauen sind eben schlecht durchblutet?« Falsch. Es fehlen Arginin und Magnesium.

Zerfetzte rote Blutkörperchen. Was machte sie so kaputt?

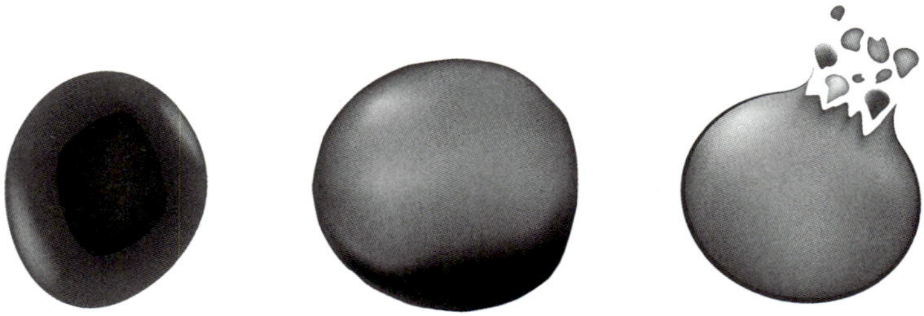

Rote Blutkörperchen **(Erythrozyten)** sind scheibenförmige Blutzellen. Sie bestehen hauptsächlich aus rotem Blutfarbstoff (Hämoglobin) und transportieren Sauerstoff im Blut.

Bei verschiedenen Blutkrankheiten oder bei Vitamin B12-Mangel kann sich die Form der roten Blutkörperchen verändern. Sie verformen sich zum Beispiel Kugeln **(Sphärozyten)** oder blähen sich auf **(Makrozyten)** und funktionieren dann nicht mehr richtig.

Zerrissene oder beschädigte rote Blutkörperchen oder deren Trümmer bezeichnet man als **Schistozyten**. Sie können bei mikroangiopathischer Anämie auftreten.

Er war blass[22], müde und abgemagert, als er sich in die Notaufnahme schleppte. Mit seinen 55 Jahren war er eigentlich gesund: kein Fieber, keine Blutungen, kein Hautausschlag, keine Bauchschmerzen, keine Nebenwirkungen von Medikamenten, keine familiäre Vorbelastung. Und doch war nichts in Ordnung in diesem Fall, kürzlich publiziert im Fachmagazin *Cureus*. Es ist ein dramatischer Fall. Es ist ein Fall, der mit der zunehmenden Zahl an Menschen, die sich vegetarisch oder vegan ernähren immer häufiger wird. Und es in ein Fall, der oft falsch verstanden und gefährlich falsch behandelt wird. Höchste Zeit, darüber zu berichten.

Notaufnahme des Centro Hospilatar von Santa Maria de Feira, in der Nähe von Porto, Nordportugal. Carla Pereira Fontes und Samuel Fonseca – beide Internisten, also Kollegen – stehen vor einem rätselhaften Fall:

Im Blut fanden sich hohe hämolytische Marker, Panzytopenie und Schistozyten im peripheren Abstrich. Hämoglobinwert: 5,5 g/dL.

Gefährlich wenig. Als normaler Laborwert gilt 11,3 bis 15,1 g/dL – ich empfehle Frauen einen Wert von über 14 g/dL und Männern einen Wert von über 16 g/dL. *Hämolyse* heißt übersetzt: die roten Blutkörperchen sterben. Mit *Panzytopenie* ist die Abnahme der Zellreihen entlang der kompletten Blutbildung gemeint: also weniger weiße Blutkörperchen, weniger rote Blutkörperchen und auch weniger Blutplättchen. Dahinter steht entweder eine gestörte Produktion von Blutzellen – also krankes Knochenmark. Oder ein zu zahlreicher oder zu früher Tod von Blutzellen – wodurch auch immer verursacht. Schlimmstenfalls Gift. *Schistozyten* sind Trümmerstücke von roten Blutkörperchen. Zerfetzte Reste. Was hat die Zellen zerstört? Das Internistenteam rätselt:

Die Kombination von Blutarmut, zu wenigen weißen Blutkörperchen und kaputten roten Blutkörperchen ist ein Hinweis auf die thrombotische Mikroangiopathie. Sie kann tödlich sein wegen Begleiterkrankungen etwa am Moschcowitz-Syndrom (kurz TTP), bei dem sich im ganzen Körper kleine Blutgerinnsel bilden. Oder dem hämolytisch-urämischen Syndrom, bei dem die Niere zerstört wird. Oder disseminierte intravasale Gerinnung (DIG), ein Syndrom, bei dem es zu übermäßig starker Blutgerinnung kommt.

Halt, stopp, diese Vokabeln muss sich jetzt niemand merken, denn diese Verdachtsmomente laufen ins Leere. Da der portugiesische Patient keine Blutungen hatte, gesunde Gefäße, eine gesunde Niere und auch keine neurologischen Auffälligkeiten, tippte das Ärzteteam auf eine Störung mit sehr ähnlichen Symptomen – aber einer anderen Ursache. Sie zapften Blut ab, warteten auf die Ergebnisse der Laboruntersuchung. Ergebnis: Die für die Blutwerte so wichtigen Parameter Eisen und Folsäure waren in Ordnung. Die Werte für Cobalamin aber unterirdisch. Es fehlte Vitamin B_{12}. Nur das. Fazit:

> *Trotz anfänglicher Zweifel überwog die Hypothese einer sekundären Form der Mikroangiopathie aufgrund eines schweren Cobalaminmangels: pseudothrombotische Mikroangiopathie.*

Damit war klar, was getan werden musste: rote Blutkörperchen als Transfusion. Sofort. Dann Spritzen mit Vitamin B_{12}. Jede Woche 1 mg. Acht Wochen lang. Ergebnis: Keine Symptome mehr, keine kaputten roten Blutkörperchen mehr, keine mikroangiopathische Hämolyse mehr. Also alles weg. Fall geklärt. Nur: Warum macht Vitamin-B_{12}-Mangel das Blut derartig kaputt?

Warum das Blut nur mit B_{12} fließt

Vitamin-B_{12}-Mangel führt zu einer gestörten DNA-Synthese. Das führt zu einer verminderten oder fehlerhaften Produktion von Blutzellen. Rote Blutkörperchen geraten zum Beispiel zu groß, zu starr und mit zu wenig rotem Blutfarbstoff (Hämoglobin). Da der Proteinkomplex Hämoglobin Sauerstoff transportiert, führt Vitamin-B_{12}-Mangel im gesamten Körper zu Sauerstoffmangel. Deshalb die Schwäche, die Müdigkeit.

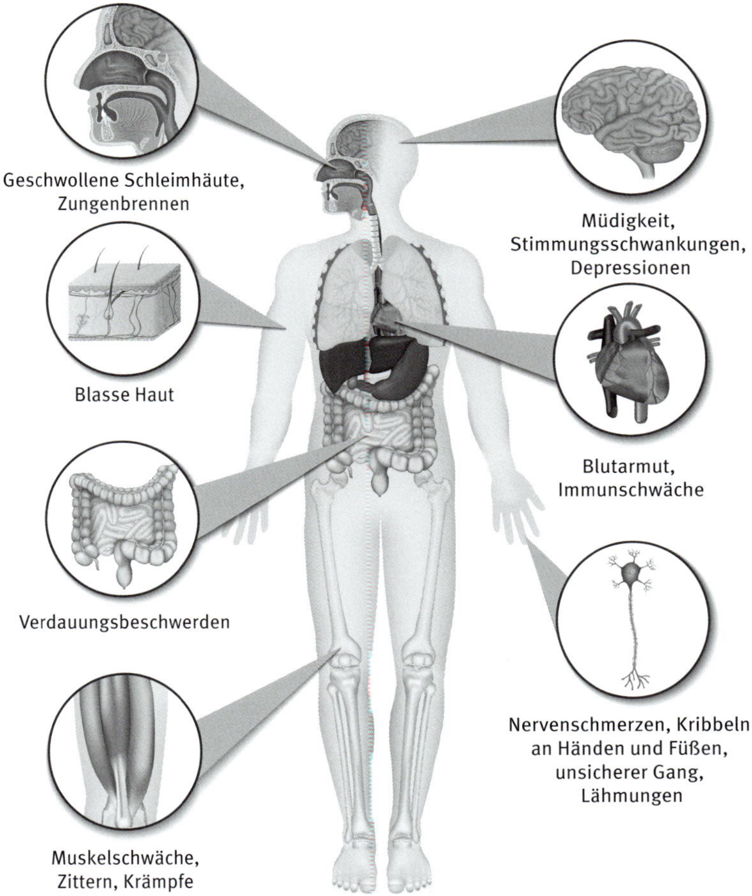

Vitamin B_{12} kommt hauptsächlich in tierischen Produkten vor. Die körpereigenen Cobalamin-Speicher sind groß, daher entwickeln sich Defizite langsam und zeigen sich erst nach fünf bis zehn Jahren Mangelversorgung. In den Industrieländern leidet schätzungsweise jeder Fünfte unter B_{12}-Mangel, unter den Älteren jeder Dritte. Vegetarier, Veganer und (vor allem ältere) Menschen mit Stoffwechselstörungen sind besonders häufig betroffen.

Massiver Vitamin-B_{12}-Mangel führt zu Nervenschäden und einem gestörten Blutbild. Typische Störungen sind Nervenentzündungen (Polyneuritis), Bewegungsstörungen (Ataxie), Demenz, Bewusstseinsstörungen (Delirium) bis hin zu Wahnvorstellungen und Halluzinationen (Psychose). Zu den lebensbedrohlichen Störungen des Blutes zählen der Niedergang der Blutzellen (Panzytopenie) und Blutarmut (Anämie).

Also, wichtig: Durch Vitaminmangel ausgelöste Blutarmut kann verwechselt werden mit einer echten Form der Anämie. Wenn das passiert, führt die falsche gelesene Spur zu falschen Behandlungen. Dann wird das Knochenmark angestochen und unter die Lupe gelegt. Dann werden Bluttransfusionen und Medikamente gegeben. Doch das alles ist langfristig sinnlos. Weil wieder mal etwas ganz Simples fehlt: Vitamin B_{12}.

Anämie ist nicht immer verursacht von krankem Knochenmark. Oft fehlt simples Vitamin B_{12}.

Was die Seele krank macht

Psychische Krankheiten stellen wir uns oft ganz falsch vor. Wir denken an traumatische Erlebnisse, böse Stiefmütter, vererbte Schwermütigkeit. Oft aber stimmt etwas ganz anderes nicht: Es fehlen Nährstoffe im Hirn. Der Stoffwechsel läuft nicht rund. Vor diesem Hintergrund ist der Spruch gar nicht so falsch: »Du hast wohl eine Schraube locker …« Folgende Fälle zeigen, mit welchen Mikro- und Makronährstoffen sich die lockeren Schrauben festziehen lassen.

Sie hatte nur noch Angst. War sie ein Fall für die Psychiatrie?

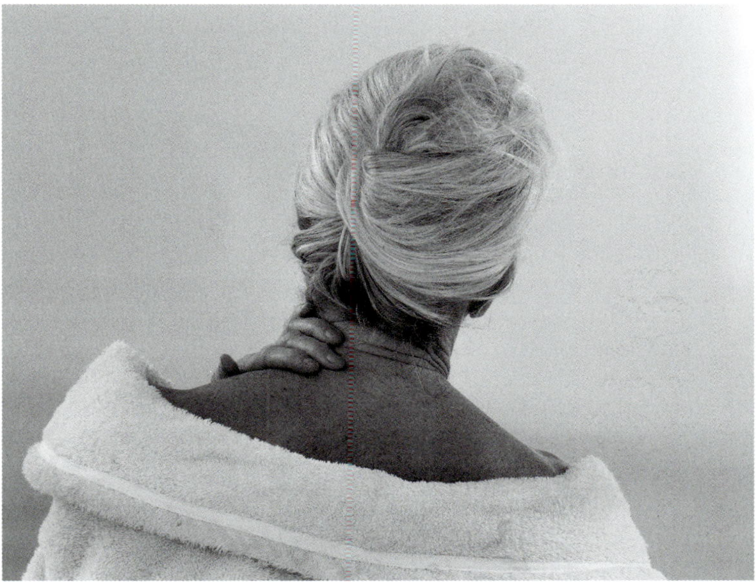

Angst, Panik, wirre Selbstgespräche – das war ihr Alltag. Dazu Nackenschmerzen, verkrampfte Halsmuskulatur, harte Kaumuskulatur. Außerdem Nervenschmerzen im Gesicht (Trigeminusneuralgie) und Brennen am ganzen Kopf. Wenn Sie sich hier einfühlen, spüren Sie Verzweiflung. Dabei war die knapp 60-Jährige in ständiger Betreuung. Viele, viele Fachärzte kümmerten sich rührend um sie. Dennoch hat sie, wie sie schreibt,

> *»Acht Kilo abgenommen, weil Angst und Panik mir den Magen zuschnüren. Ich kann kaum essen, was natürlich die Angst verstärkt. Auch die zu harte Kaumuskulatur und Abnutzung der Halswirbelsäule werden dadurch nicht besser. Alles verspannt sich noch mehr. Neu ist das nicht: Von Natur aus bin ich eher unsicher und schon immer ängstlich. Dabei aber sportlich, ich kenne Pilates und Yoga, mache derzeit Krafttraining im Fitnessstudio.«*

Das war die erste E-Mail. Am gleichen Tag sendet mir die Dame eine zweite Nachricht:

> *»Gestern war ich beim Radiologen: Kernspin wegen der Halswirbelsäule. Gespräch mit dem Hausarzt folgt. In zwei Tagen gehen ich außerdem zum Neurologen wegen der brennenden Schmerzen bis in den Kopf.«*

Was mir das sagt? Diese Patientin steht unter massiver Spannung. Stress. Sagen wir besser: Überspannung. Das ist mehr Stress, als Körper und Seele ertragen. Mehr, als Sie ausgleichen können. (Interessiert, was genau bei Stress im Körper passiert? Auf der Ebene der Organe, der Moleküle? Strunz: *Das Stress-weg-Buch*, Heyne).

In meinen Augen ist das Teil unseres Lebens. Gehört leider dazu. Haben sicher viele von Ihnen auch gedacht, als sie die Zeilen oben lasen.

Nur erfahren Sie in diesem Brief auch, dass Menschen nach Jahren unter Überspannung in ein tiefes Loch fallen können. Nennt sich dann Panik und Angst. Nennt sich auffällige Gewichtsabnahme. Was kann man da tun? Laut medizinischer Leitlinie kommen jetzt Psychopharmaka ins Spiel. In schlimmen Fällen: Psychiatrie. Nur: Hilft das? Heilt das?

Meiner Erfahrung nach hilft das nicht. Wenn Sie ein Auto mit Motorschaden in eine frisch gestrichene Garage stellen, hilft das auch nicht. Repariert werden muss das, was nicht mehr rundläuft. Im Auto wäre das der Motor, im Menschen der Stoffwechsel. Schon geht die Suche los.

Was viele Menschen, auch viele Mediziner, nicht wissen: Hinter Angststörungen und Muskelkrämpfen steht oft eine mangelhafte Versorgung mit Eiweiß. Aminosäuren. Wir wollen niemals vergessen, dass der Mensch (wenn wir uns seinen hohen Wasseranteil einmal wegdenken) zu 50 bis 80 Prozent aus genau diesen Bausteinen besteht: Aminosäuren. In der Praxis messen wir also die relevanten Aminosäuren im Blut der Patientin. Und finden: nichts. Also nicht: gar nichts, dann lebte sie schon nicht mehr. Wir finden bei jeder, wirklich jeder essenziellen Aminosäure eine gravierende Mangelversorgung. Warum schlägt dieser Mangel durch auf die Psyche?

Mit Aminos gegen die Angst

Phenylalanin ist eine essenzielle Aminosäure. Sie gehört zu den insgesamt neun Aminosäuren, die für den Menschen unentbehrlich sind – deshalb heißen sie essenziell. Neben Phenylalanin sind das Histidin, Isoleucin, Leucin, Lysin, Methionin, Threonin, Tryptophan und Valin. Alle diese Aminosäuren kann der menschliche Körper nicht selbst herstellen, wir müssen sie also *essen*. Wir müssen *aktiv* etwas tun, damit die Bausteine dahin kommen, wo wir sie brauchen.

Wir brauchen Phenylalanin als Ausgangssubstanz für die körpereigene Produktion von Insulin (gesunder Stoffwechsel), von Melanin (gesunde Haut), von Thyroxin (gesunde Schilddrüse). Aus Phenylalanin baut sich unser Körper Dopamin und Serotonin – das sind seine Glückshormone. Und das ist der Grund, warum auch Hühnereier, Kichererbsen und Co. anregend, schmerzlindernd und stimmungsaufhellend wirken – es braucht also nicht immer Medikamente.

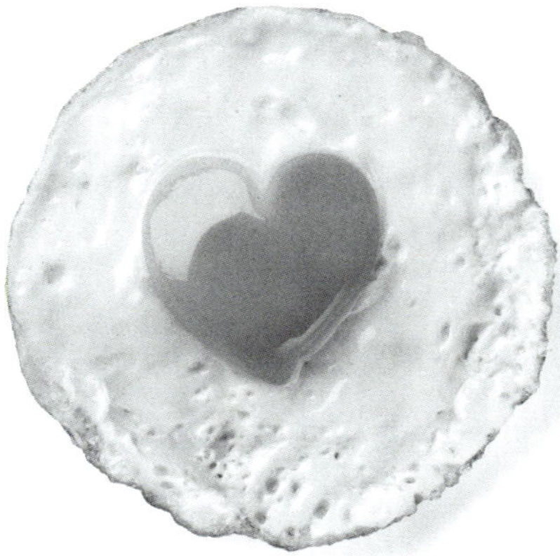

Auch **Tryptophan** ist ein Ausgangsstoff für das Glückshormon Serotonin. Es hebt die Stimmung und fördert außerdem den Schlaf. Als Nervenberuhiger gilt die nicht essenzielle Aminosäure Glutaminsäure, aus der sich unser Körper Neurotransmitter baut und Moleküle wie Gamma-Aminobuttersäure (einfacher: GABA), das Nervenzellen dämpfen kann und deshalb beruhigend, krampflösend und schmerzstillend wirkt.

Der gewünschte Effekt tritt nach einem einzigen Spiegelei noch nicht ein. Es braucht pro Kilo Körpergewicht ein bis zwei Gramm Eiweiß pro Tag. Bei 60 Kilo Körpergewicht also sechs sehr große Eier. Mindestens. Ja, so viel. Und, nein, Sie bekommen davon keinen Herzinfarkt.

Fall gelöst? Nein, noch nicht. Viel Eiweiß allein wird die beschriebene Symptomatik noch nicht verbessern. Und hier kommen wir an einen

Wendepunkt in der Geschichte der Medizin. Ein Wendepunkt, der die Sicht auf den menschlichen Körper massiv verschiebt. Es geht um die Einsicht, dass der Mensch gar kein Einzelner ist. Kein Solitär. Sondern ein **Holobiont**. Der Mensch ist nur lebensfähig als Gastgeber für viele, viele Mikroorganismen. Und er ist nur dann gesund, wenn in ihm die richtigen Mikroorganismen leben, und das in der richtigen Balance. Gemeint sind hier vor allem Bakterien. Sie leben auf uns, sie leben in uns, besonders wichtig sind die im Darm. Denn dort stellen sie zum Beispiel einen Baustein her, ohne den wir sehr schlapp sind: Testosteron. Sie stellen auch ein Vitamin her: B_3. Fehlt uns das, leidet unsere Haut, es kann zu Durchfällen kommen, zu Demenz, zu Depressionen und zu Verwirrtheit. Sie erinnern sich an den oben beschriebenen Fall?

Der Zusammenhang zwischen Darmgesundheit und seelischer Gesundheit ist heute mikrobiologisch recht gut verstanden. Außerdem wurde er in mehreren Studien untermauert.

Darm gesund – Angst weg: Ein Sportwissenschaftler-Team aus Malaysia[23] und Großbritannien rekrutierte dreißig Universitäts-Badmintonspieler im Alter von 19 bis 22 Jahren. Eine Hälfte bekam sechs Wochen lang ein Getränk mit dem Lactobacillus casei Shirota, die andere Hälfte einen Placebodrink. Ergebnis: Nach sechs Wochen sanken die Angst- und Stresswerte der ersten Gruppe signifikant (Angst: 16 Prozent; Stress: 20 Prozent – erhoben per Fragebogen). In der Vergleichsgruppe änderte sich nichts. Die Einnahme von Probiotika verbesserte außerdem die aerobe Kapazität (das maximale Sauerstoffaufnahmevermögen) der Spieler (plus 5,9 Prozent).

Darm gesund – Hirn wach: Ebenfalls aus Malaysia[24] stammt eine randomisierte, doppelblinde, placebokontrollierte Studie mit 20 männlichen Fußballspielern. Über einen Zeitraum von acht Wochen bekamen sie wieder entweder Probiotika (Lactobacillus casei Shirota) oder einen Placebodrink. Anders als in der ersten Studie wurde hier nicht nach subjektiven Stimmungen gefragt, sondern gemessen: Hirnströme,

Herzfrequenzen, Hautwiderstand und kognitive Leistungsfähigkeit. Ergebnis: Zwischen Gruppe 1 und 2 keine Unterschiede in Bezug auf Herz und Haut. Aber: signifikanten Veränderungen der Theta- und Deltawellen im Hirn, außerdem bessere Leistungen bei kognitiven Tests. Was das heißt, erklärt das Forscherteam so:

»Die tägliche Einnahme von Probiotika könnte das Potenzial haben, die Gehirnwellen Theta (Entspannung) und Delta (Aufmerksamkeit) zu modulieren, um ein besseres Training, eine bessere Gehirnfunktion und eine psychologische Verbesserung zu erreichen.«

Wie genau uns ein simples stäbchenförmiges Milchsäurebakterium entspannt macht und schlau, das können die Forscher bisher auch nicht erklären. Ziemlich sicher aber: Joghurt, Sauerkraut, Misosuppe, Kimchi und Käse gehören auf unsere Teller. Am besten viel Gemüse in unterschiedlichen Farben und Formen. Und saure Gurken. Die haben laut einer anderen sportwissenschaftlichen Studie der North Dakota State University, Fargo[25], einen weiteren, ziemlich witzigen Effekt: Wer bei einem Muskelkrampf saures Gurkenwasser trinkt, verkürzt die Krampfdauer um die Hälfte. Grund ist ein Reflex der Nervenzellen im Rachen, der das Feuern der Alpha-Motoneuronen im krampfenden Muskel spontan hemmt.

»Ein Fall für die Psychiatrie.« Falsch! Hinter vielen Störungen stecken Eiweißmängel oder ein ungesundes Mikrobiom.

Muskeln weg, Libido weg, Sehschärfe weg. Wie hängt das zusammen?

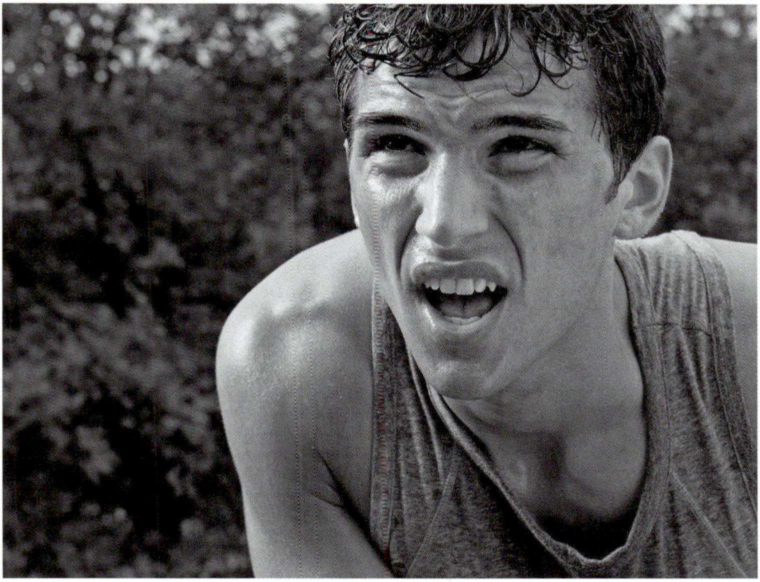

Sportler, vor allem Leistungssportler, sind im Umgang mit ihrem eigenen Körper oft etwas herb. Ungeduldig, wenn der mal wieder nicht so richtig funktioniert, wie sie sich das vorgestellt haben. Viele übertragen diesen Charakterzug auch auf ihren Umgang mit dem Mitmenschen. So jedenfalls interpretiere ich die E-Mail, die ich von einem offensichtlich hochklassigen Sportler erhalten habe. Der mir kurz und knapp erklärt, wie »gefälligst« das Leben und wohl auch ich als Arzt zu funktionieren habe. Für mich eine erfreuliche, eine begeisternde Mail. Weil präzise auf den Punkt:

»Zunächst erlaube ich mir festzustellen, dass meine bei meinem letzten Besuch bei Ihnen vorgetragenen gesundheitlichen Themen gelöst sind.«

Ich gucke in meinen Aufzeichnungen nach und finde diese Liste:

- Verminderte Sehkraft
- Schwache Libido
- Unzufrieden mit Muskelaufbau
- Angststörung

Jeder einzelne Punkt ist für diesen Patienten ein gravierendes Problem, für den behandelnden Arzt ist es ein oft unlösbares Rätsel. Oder eines, das ihn nicht interessiert. »Sehkraft? Ich bitte Sie. Man wird halt älter.« – »Die Libido? Meine Güte: Sie sind doch über 50, oder?« – »Muskel: Wozu brauchen Sie den? Ernähren Sie lieber Ihre Familie.« Bleibt als – für den Arzt – kleiner Höhepunkt das Thema Angststörung. Da gibt es gelernte Schubladen: Psychopharmaka. Gesprächstherapie. Fall erledigt. Wirklich?

All diese »gesundheitlichen Themen« seien also gelöst, erfahre ich kurz und knapp. Ohne weitere Erläuterungen im ersten Teil des Schreibens. Dann kommt der zweite. Und damit haut er mir kräftig auf den Deez (ein bayerischer Ausdruck für Kopf/Gehirn):

> *»Ich persönlich konnte auch meine Trainingszeit zu Alp d'Huez auf unter eine Stunde verbessern.«*

Kennen Sie Alp d'Huez? Weltberühmter Serpentinenweg steil in die Höhe. Jedes Jahr Höhepunkt der Tour de France. Ich kenne jeden Meter. Bin mitgeklettert, mitgefahren, habe mitgelitten. Sicher über hundert Mal. Und weiß, dass eine gute Zeit bei 1:07 h liegt. Und dieser junge Mann fährt unter einer Stunde. Respekt!

Bleibt die Frage: Wie hat er das geschafft? Und was hat diese plötzliche Leistungsfähigkeit mit Sehen und Sex, mit Mut und Muskeln zu tun? Ich tippe auf Zink. Ein winziges Atom, das unseren menschlichen Körpern einen riesigen Schub verleihen kann.

Zink wirkt. Und wirkt. Und wirkt

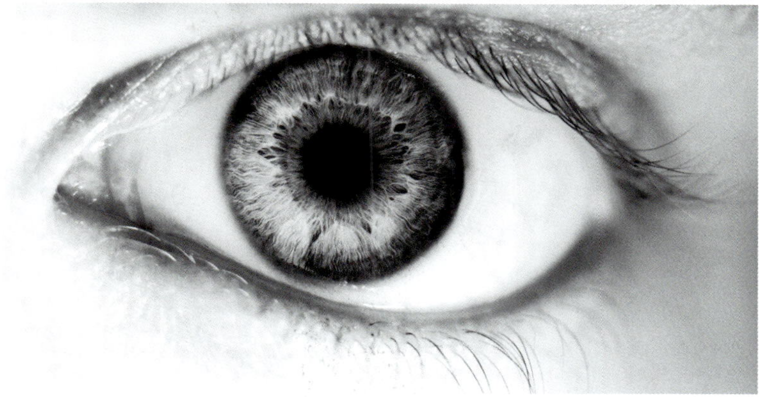

Zink ist ein Alleskönner. Es stärkt unser Immunsystem und hilft so, Entzündungen zurückzudrängen, Tumore zu vernichten und Verletzungen zu heilen. Zink ist am Aufbau von Testosteron beteiligt – und ohne Testosteron keine Libido, kein innerer Antrieb, kein Muskelaufbau. Das gilt für Männer und für Frauen. Auch am Aufbau von Schilddrüsen- und Wachstumshormonen ist Zink beteiligt, deshalb also direkt verknüpft mit unserer Leistungsfähigkeit. Eine verringerte Zinkzufuhr kann auch die Augenlinse verändern, oder Grauen Star und andere Sehstörungen begünstigen. Fehlt Zink, kann es sogar zu psychischen Störungen kommen, zu Angst, zu Panikattacken.

Wichtig zu wissen: Wer ausreichend Eiweiß, also Aminosäuren isst, stößt Heilprozesse zwar an, das reicht allein aber nicht aus. Tryptophan (die Vorstufe von Serotonin, unserem Antidepressivum, unserem angstlösenden Hormon) kann der menschliche Körper nur dann in das ersehnte Glückshormon umwandeln, wenn Zink dabei hilft. Außerdem braucht es die Vitamine B_3, B_6 und Magnesium.

»Alt, schlapp – ganz normal.« Falsch! Oft fehlt Zink.

Schmerzen, Migräne, Erschöpfung. Muss man das einfach aushalten – als Frau?

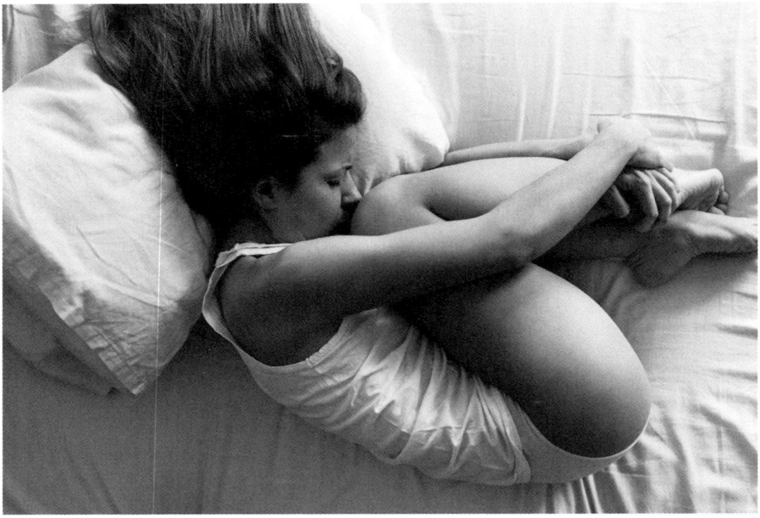

Vielen Frauen geht es gesundheitlich so schlecht, dass es für gesunde Menschen, dass es für Ärzte kaum nachvollziehbar scheint. Wie tiefgreifend sich das Leben ändert, wenn ein verborgener Mangel verstanden wurde, wie dramatisch sich dann das Leben eines Menschen, und damit potenziell das Leben von Millionen Menschen auf den Kopf stellen kann, lese ich heute.

Nicht: »Berichte« ich heute. Oder »behaupte« ich heute. Oder »zitiere« ich heute aus einem Lehrbuch. Ich lese heute aus einer der verlässlichsten Quelle, die sich mir als Arzt erschließen kann: der persönliche Brief einer Betroffenen. 50 Jahre ist sie alt, sie leidet seit mehr als 30 Jahren an

- Migräne. Quälend. Ein Lebensbegleiter
- PMS, also monatliche, scheußliche Bauchschmerzen
- Wiederholte Depression. So schlimm, dass lange Zeit Psychotherapie, dass »alle Antidepressiva« ausprobiert wurden

- Ständige Erschöpfungszustände, nächtliche Unruhe. Deshalb schon ein Jahr krankgeschrieben
- Vor ein paar Jahren EBV (Epstein-Barr-Virus)-Infektion: »Total am Ende«

Wie sich das anfühlt? Einem kranken Körper, einer kranken Seele ausgeliefert zu sein? Und dann »verlassen«? Wo die Hoffnung bleibt, wenn sich viele Ärzte, viele Krankenhäuser schon bemüht haben – und nichts finden? Zwei Monate nach ihrer molekularmedizinischen Behandlung bekomme ich ihren persönlichen Brief:

> *»Ich spüre zunehmend mehr Lebensfreude und Antrieb. Ich gehe wieder gerne zur Arbeit und weiß, dass ich den Tag gut durchstehen werde. Meine Unruhe ist besser geworden, meine Energie zurückgekehrt.«*

Energie. Auf diesen Zustand hat die junge Dame seit 30 Jahren gehofft. Und ihn jetzt innerhalb von zwei Monaten erreicht. Moment. Stopp. »Alles Humbug«, denken Sie gerade? Zugegeben: Nach so vielen Jahrzehnten, nach Jahrhunderten der Schulmedizin fällt es nicht leicht, das vermeintlich vollständige medizinische Wissen vom Tisch zu wischen. Zu sagen: Lasst uns den Menschen einmal anders betrachten. Lasst uns nicht mehr nach einzelnen Krankheitsursachen suchen. Lasst uns den ganzen Körper, die ganze Seele, den ganzen Menschen in den Blick nehmen. Legen wir den Arztkittel und das Stethoskop zur Seite und betrachten wir jeden Fall mit den Augen eines … Physikers. Chemikers. Biologen.

Arbeiten wir mit der Perspektive eines Naturwissenschaftlers, der weiß, dass der Mensch aus Molekülen besteht. Arbeiten wir mit der Hypothese:

Wenn die Moleküle stimmen, dann stimmt der Mensch.

Eine kühne Behauptung? Inzwischen tausendfach, zehntausendfach bewiesen in molekularmedizinischen Praxen. Es werden immer mehr, die sich begeistern für eine völlig neue Idee von Medizin. Eine Medizin, die sich auf die Grundbausteine des Lebens konzentriert. Auf den *Hintergrund* von Krankheit und Gesundheit, statt auf oberflächliche Symptome.

Im vorliegenden Fall zeigte die große Blutanalyse überraschend gute Werte. Sogar bei Vitamin K_2, bei Omega 3, bei Vitamin D. Der entscheidende Mangel, das riesige Loch in der Existenz dieser Patientin war einzig und allein die Versorgung mit Aminosäuren. Ja, schon wieder dieses Thema. Weil es so wichtig ist. Aminosäuren.

Eiweiß ist Leben. Eiweiß ist Energie. Ohne Eiweiß kein Testosteron. Ohne Testosteron geht es – vor allem auch Frauen – miserabel. Warum das so ist?

Fehlt nun kraftlosen Frauen *immer* Testosteron? Ihre konkrete Frage: »Funktioniert das bei mir auch, wenn ich es exakt nachmache?« Meine Antwort: »Weiß ich nicht.«

Will sagen: Es gibt nicht das eine geheimnisvolle Rezept wie eben DHEA oder der gefüllte Eisenspeicher oder das gestiegene Magnesium oder das perfekte Aminogramm oder der endlich richtige Vitamin-D-Spiegel. Es gibt nicht das eine Rezept, das für alle immer passt. Weil jeder Mensch anders ist. Weil bei Ihnen eben genau ein anderer Stoff fehlt. Ein Stoff, den wir vielleicht auch mit den besten Labors nicht herausfinden – weil die Wissenschaft ihn noch nicht entschlüsselt hat.

Was kein Grund für Verzweiflung ist, sondern für einen neuen Weg: Lösen Sie sich von der verzweifelten Suche, von dem Herumforschen und Wühlen. Weiten Sie Ihren Blick und setzten Sie auf das Ganze. Auf das, was ich »genetisch korrektes Leben« nenne. Ernähren Sie sich, bewegen Sie sich, entspannen Sie sich »artgerecht.« Also *Ihren* Genen entsprechend leben.

»Als Frau müssen Sie das aushalten.« Falsch! Stimmen die Moleküle, stimmt der Mensch.

Oft übersehen bei Frauen: Testosteronmangel[26]

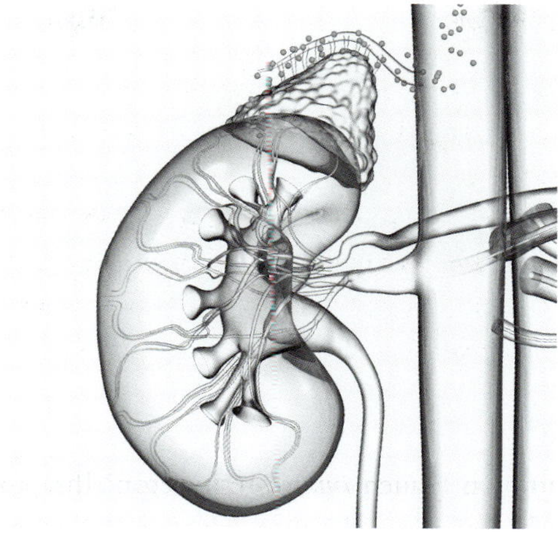

Niere mit Nebenniere und Hormonen (kleine Kugeln), die in Blutgefäßen schwimmen

Testosteron ist auch bei Frauen entscheidend für mentale Gesundheit und Lebensenergie. Frauen mit Testosteronmangel sind häufig müde, sie ziehen sich zurück, leiden unter Depressionen, nehmen zu. Ein Teil dieses wichtigen Hormons wird in den Nebennierenrinden und den Eierstöcken produziert, ein Teil wird im Stoffwechsel aus Dehydroepiandrosteron (einfacher: DHEA) hergestellt. Nach einer Operation an den Eierstöcken oder durch die Einnahme von Östrogenen kann diese wichtige Produktionsstätte ausfallen. Die Nebennieren stellen vor allem Stresshormone her. Permanenter Stress und innere Anspannung kurbeln die Cortisolproduktion immer mehr an – bis die Nebennieren sich erschöpfen und nicht mehr richtig funktionieren. Die Folge: Burn-out. Nebennierenerschöpfung führt zusätzlich zu Testosteronmangel. Noch weniger Energie. Abhilfe? DHEA ist eine Möglichkeit. Zumindest dann, wenn andere Krankheitsursachen ausgeschlossen wurden.

Sie ging wie auf Watte. Wegen Wassermelone?

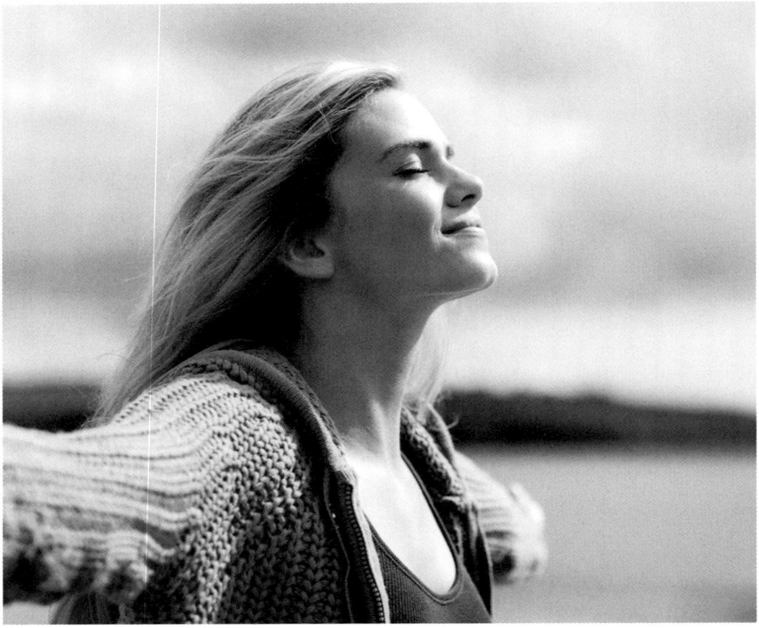

Fast alles Lästige im Leben, ob nun Körper oder Geist betreffend, beginnt mit Spannung. Mit Überspannung. Mit nachfolgender Verkrampfung. Ob das nun Ihre Nackenmuskeln, Ihre Waden, Ihr Kreuz, die Gefäßmuskeln (Migräne) oder Herzkranzgefäße sind (Angina pectoris) … völlig wurscht. Auslösender Quälgeist: stets die zu starke Anspannung.

Hinter der hohen Anspannung steht Stress. Stress durch zu viel Chaos, zu viele Aufgaben, zu viele Unterbrechungen im Job. Stress in der Familie. Schon die Nachrichten – Krieg, Klima, Seuchen, Hunger – lösen Stressreaktionen aus. Angst. Auf diese Signale reagiert unser Körper mit angespannten Muskeln. Ein Automatismus, der es unseren Vorfahren ermöglicht hat, um ihr Leben zu rennen. Weil wir nicht rennen müssen, verkrampfen wir.

Nun könnte man philosophieren, ob es ein völlig entspanntes Leben überhaupt gibt? Ich glaube schon. Ich glaube, für einen Yogi, der da tiefenentspannt vor der Höhle sitzt, mag das praktikabel sein, wenn er von seinen Almosen leben kann. Sie freilich fordert der Alltag. Spannung unvermeidlich. Darum geht es im folgenden Fall:

»Letzte Woche hatte ich Verspannungen im ganzen Körper und Kopfschmerzen. Auch die Muskelansätze schmerzten.

Meine Geheimrezeptur Magnesium und Calcium in hoher Dosis, Brühe für Natrium, Bananen für Kalium funktionierte nicht. Selbst Akupressur brachte keinen Erfolg.

*Nachdem meine Verspannungen nicht besser wurden, ich **Tinnitus** bekam und ab und zu das **Herz stolperte**, hatte ich keine Lust mehr. Ich dachte drüber nach, was Gefäße außer Magnesium und Arginin noch so weitet. Ich begann zu jeder Mahlzeit **Citrullin** zu substituieren.«*

Also eine Aminosäure. Intuitiv würde auch ich bei Verspannungen auf Magnesium, besonders Kalium, auch Natrium und Calcium tippen. Elektrolyte also. Weiß jeder Sportler. Aber Aminosäuren? Tja. Die Mail geht weiter:

*»Nach einem Tag (wohl verstanden: nach 24 Stunden Citrullin) war mir warm, die Lippen rosa anstatt blass. Nach zwei Tagen Verspannungen, Kopfschmerz, Tinnitus weg … das Herzstolpern trat nicht mehr auf … und das Beste: Puls beim Treppensteigen ist viel niedriger, die Ausdauer besser, bin wacher, die Stimmung ist besser und wenn ich laufe, spüre ich keinen Muskel. Es ist **wie auf Watte gehen.**«*

Es passieren mitunter erstaunliche Dinge, wenn man etwas probiert … Die junge Dame war so euphorisch, dass sie mit einer zweiten Erfahrung aufwartete:

> *»Wenn ich 500 Kilometer Autobahn fahren muss, trinke ich mindestens zwei Tage vorher einen Eiweißshake* ***MEHR****, ich mache ein paar Pausen zwischendurch, aber ich schaffe es, die Strecke zu fahren. Konnte ich 20 Jahre nicht (wurde bisher müde und gereizt). Man darf nur nicht den Fehler machen, Kohlenhydrate in den Pausen zu essen, denn dann kommt die Müdigkeit.«*

Das ist wahre Medizin. Das ist die praktische Anleitung, die wir in der Schulmedizin, in der Uni nie und nimmer bekommen, wohl auch gar nicht erwarten dürfen. Schulmedizin ist ein geschlossenes System. In diesem System kommen die entscheidenden Munterzeichen des Alltags nicht vor:

- Mir ist warm
- Meine Lippen sind rosa
- Mein Kopf schmerzt nicht
- Der Tinnitus ist weg
- Mein Herz stolpert nicht
- Ich fahre souverän Auto
- Ich gehe wie auf Watte

Die ganze Aufzählung oben gehört in ein neues Schubkästchen. Vielleicht in eines, das getrennt steht vom Diagnosesystem der Universitätsmedizin. Deren Berechtigung ich keinesfalls abstreiten will: Notfallmedizin, Krebsmedizin, Intensivmedizin – darin ist Schulmedizin unübertroffen. Rettet Leben. Jeden Tag. Das zu bestreiten, wäre fahrlässig. Bleibt dennoch die Frage: Wie hängt Citrullin mit dem Gefühl zusammen, auf Watte zu laufen?

Citrullin

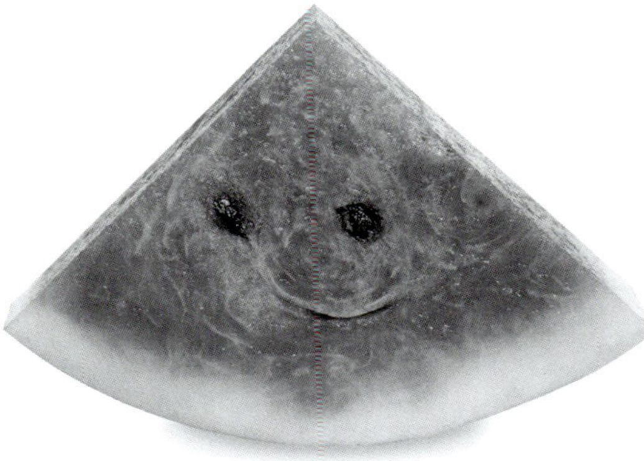

Citrullin ist eine der vielen nicht essenziellen Aminosäuren. Das heißt: Der menschliche Körper baut sie sich bei Bedarf selbst. Das fertige Citrullin wird dann weiterverbaut, zum Beispiel im Harnstoffzyklus. Noch wichtiger: Citrullin ist eine Vorstufe der Aminosäure Arginin.

Arginin unterstützt die Produktion von Stickstoffmonoxid (NO), und das sorgt für Vasodilatation. Sprich: Erweiterung der Blutgefäße. Je weiter die Gefäße, desto mehr Sauerstoff im Körper. Je mehr Sauerstoff, desto mehr Kraft in den Muskeln, desto mehr Power im Hirn. Warum kommt man nun auf die Idee, Citrullin einzunehmen, und nicht gleich Arginin? Oder NO? Nun: NO ist ein Gas. Das wird schwierig. Und Arginin verbraucht sich schneller, zirkuliert also kürzer durch den Körper. Ist schneller wieder weg. Citrullin steckt in Nüssen, Leber, Lachs, Kürbis und Wassermelone und in Kapseln.

Neben reinem Citrullin gilt in der Fitnessbranche ein zweites Mittel als Trainingsbooster: Citrullin-Malat. Der Körper stellt Malat normalerweise selbst her. Fehlt Malat, funktioniert der Stoffwechsel nicht mehr. Mit der Folge, dass ATP fehlt. Also Energie. ATP ist eines der wichtigsten Energiemoleküle des Körpers. Es entsteht im Citratzyklus. In diesem Zyklus wird Wasserstoff von Malat abgetrennt; das Reststück wird gebraucht, um ATP zu bauen. Wohlfühlen ist Chemie!

Etliche Studien beweisen die Wirkung von Citrullin-Malat. Zum Beispiel diese aus dem Jahr 2002: 18 Männer[27], die an Fatigue litten, erhielten über einen Zeitraum von 15 Tagen L-Citrullin-Malat. Nach nur 15 Tagen hatte sich die ATP-Produktion um 34 Prozent erhöht. Mehr ATP heißt mehr Energie und weniger Müdigkeit.

Citrullin-Malat erhöht also die Leistungsfähigkeit von Männern. Auch die von Frauen? Das wurde 2017[28] untersucht: 15 Frauen bekamen in zwei randomisierten Doppelblindstudien entweder Citrullin-Malat oder ein Placebo. Bei verschiedenen Widerstandsübungen für den Ober- und Unterkörper zeigte sich eine signifikante Wirkung mit Citrullin-Malat im Vergleich zum Placebo: die Frauen schafften mehr Wiederholungen, trainierten also länger. Gleichzeitig fielen ihnen die Übungen leichter. Das also ist die Erklärung für das oben beschriebene Wattegefühl.

Von wegen Drogen … Citrullin-Malat!

Hormone außer Rand und Band

Nicht jeder, der gut drauf ist, hat Drogen geschluckt. Nicht jeder, der sich schlapp fühlt, ist depressiv. Oft fahren nur die Hormone Achterbahn. Manche sind zu weit oben, manche zu weit unten. Nennt sich hormonelle Dysbalance. Und das ist eine gute Nachricht. Dysbalancen lassen sich ausgleichen. Wieder richtig einstellen – und die Power kommt zurück. Folgende Fälle zeigen, was bei Hormonstörungen passiert, und was man dagegen tun kann.

Plötzlich stand er unter Strom. Waren Drogen im Spiel?

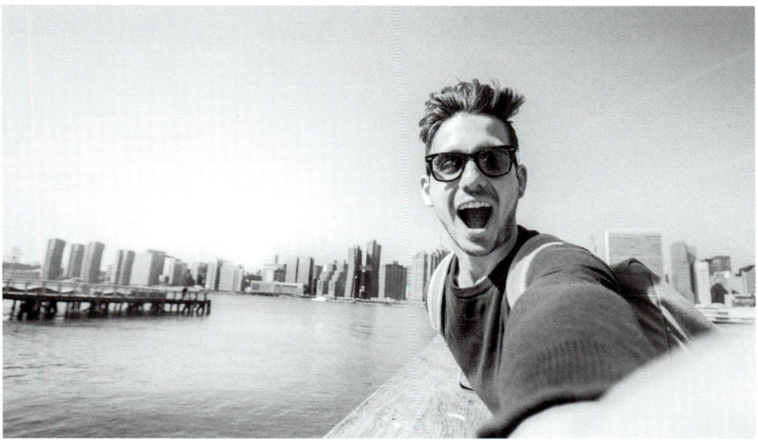

Ein mürrischer Doktor – so hatte ich den Patienten in Erinnerung. »Tendenziell depressiv« waren die Worte, die ich mir während unseres Gesprächs notiert hatte. Er war zur Blutuntersuchung nach Roth gekommen. Vermutlich ohne große Erwartungen. Drei Wochen später finde ich folgende E-Mail in meinem Postfach:

> *»Ich bin echt beeindruckt. Aus dem launischen, häufig niedergeschlagenen, nicht motivierten, müden Mann ist ein neuer Mensch geworden. Fragt mich doch meine Kollegin neulich: ›Sag mal, was nimmst du eigentlich!?‹ Gemeint war die Power, die da ist. Wird offensichtlich nur bei Drogenkonsumenten vermutet.*
>
> *Also: Ich fühle mich putzmunter, habe Lust auf die Arbeit, Lust auf den Sport, Lust, für meine Kinder ein guter Vater zu sein und auch Lust auf Sex. Letzteres ist ein bisschen unpassend, da diese Lust im Moment auf kein entsprechendes Gegenüber trifft … Aber wenn ich Sie jetzt frage, ob Sie einen Trick zur Libido-Dämpfung kennen, bei gleichzeitiger Beibehaltung des restlichen Wohlgefühls, fallen Sie womöglich vor Lachen noch vom Stuhl. Also verkneife ich mir die Frage.«*

Sein Sinn für Humor scheint auch wieder erwacht zu sein. Da wurde er ein bisschen überrascht von meinem Begriff »innerer Antrieb«, den ich ja fast ausschließlich hormonell verstehe.

Mir ist in 50 Jahren Arzt-Tätigkeit immer wieder (von Ihnen) überzeugend klargemacht worden, dass das wichtigste Hormon, wahrscheinlich der wichtigste Stoff im menschlichen Körper (weiblich und männlich) ein Sexualhormon ist: Testosteron. Eigentlich kein Wunder. Ohne diesen speziellen Antrieb wären wir Menschen wohl ausgestorben.

Heute hat Testosteron für uns viele Facetten. Beginnend von sportlicher Höchstleistung über Angriffe auf Aktenberge, nachts 23 Uhr, bis hin zu Libido. Ihren Testosteronspiegel messe und kenne ich seit Jahrzehnten. So kenne ich auch die »Farbe Ihres Lebens«.

Über das praktische Notprogramm bei Testosteronmangel – Zink und

Eiweiß – hatte ich Ihnen schon berichtet. Übrigens ein Grund dafür, dass Menschen Austern lieben. Allerbeste Zinklieferanten mit hohem Eiweißgehalt … Nun hat die medizinische Forschung eine weitere Testosteronquelle im menschlichen Körper ins Visier genommen: den Darm. Sie erinnern sich an die merkwürdige Kanzlerweisheit eines Dr. Helmut Kohls: »Entscheidend ist, was hinten rauskommt.« Nun ja, er hatte recht.

Energiewerkstatt Darm

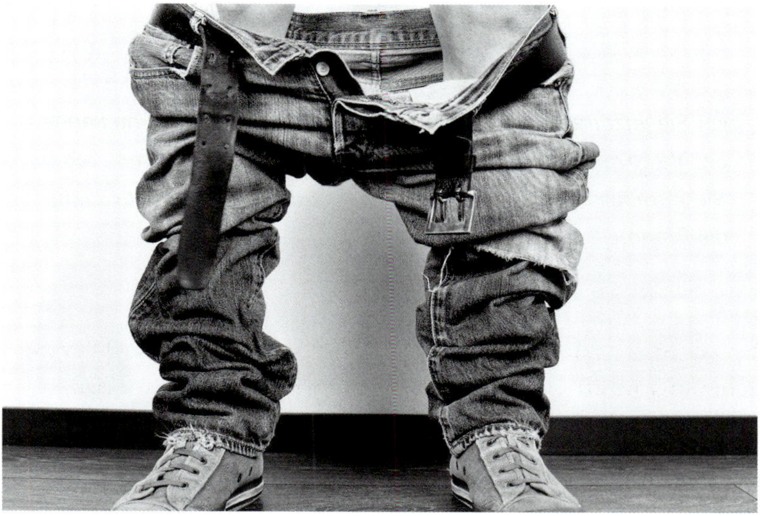

Im Darm eines jeden Menschen leben ein bis zwei Kilogramm Bakterien. Nicht als schädliche Eindringlinge, sondern als nützliche Mitarbeiter. Sie arbeiten mit, wenn wir Nahrung verdauen und produzieren lebenswichtige Vitamine und Hormone, vor allem aber die kurzkettige Fettsäure Butyrat, die zu vielen gesundheitsfördernden Effekten führt. Diese Stoffe wandern vom Darm in den Blutkreislauf und von dort in den gesamten Körper.

Ein Forscherteam aus Korea[29] stieß im Jahr 2019 auf einen interessanten Zusammenhang zwischen dem Mikrobiom und Sexualhormonen. Sie analysierten die Bakterienzusammensetzung im Darm von 31 Männern und 26 Frauen. Außerdem wurden die Testosteron- und Östrogenspiegel im Blut ermittelt. Ergebnis: Männer und Frauen mit sehr vielen verschiedenen Bakterienarten im Darm hatten die höchsten Testosteronspiegel.

- Männer mit besonders viel Testosteron hatten im Darm besonders viel Acinetobacter, Dorea, Ruminococcus und Megamonas.
- Bei Frauen mit besonders viel Testosteron fanden sich mehr Bacteroidetes und weniger Firmicutes als bei Frauen mit niedrigem Testosteronspiegel.
- Die Gattungen Slackia und Butyricimonas waren signifikant mit dem Östradiolspiegel korreliert.

Diese Ergebnisse zeigen, dass der Gehalt an Sexualhormonen mit der Vielfalt und der mikrobiellen Zusammensetzung des Darms zusammenhängt. Und sie zeigen: Der Mensch mag sich zwar als »Krönung der Schöpfung« fühlen. Gesund ist er aber nur, wenn er die Kommunikationsnetzwerke zwischen seinem menschlichen Stoffwechsel und den mikrobiellen Mitbewohnern in seinem Bauch sorgfältig pflegt. Wie das?

- Antibiotika vermeiden, wenn es vertretbar ist. Denn Antibiotika killen Darmbakterien.
- Fast Food vermeiden. Pommes-Diät killt ebenfalls Darmbakterien.
- Viel, viel, viel Gemüse essen. So viele unterschiedliche Sorten wie möglich. Auch fermentiertes Gemüse.
- Tägliche Bewegung verbessert das Darmmikrobiom.
- Intermittierendes Fasten. Außerordentlich positiv.
- Viel schlafen. Gut schlafen. Tief schlafen.

Das sind spannende Zusammenhänge. Doch die Immunologin Jayne Danska von der University of Toronto[30] wollte es noch genauer wissen: Wie hängen Bakterien, Geschlecht und Autoimmunerkrankungen wie

Diabetes zusammen? Und was hat das mit Testosteron zu tun? Um das herauszufinden, braucht man keimfreie Umgebungen, man braucht Zuckerkranke und die Möglichkeit, den Darminhalt einer Studiengruppe in den Darm einer anderen Studiengruppe zu schieben. Schwierig … Jayne Danska löste das Problem, indem sie nicht mit Menschen arbeitete, sondern mit Mäusen. Was sie fand, haute sie selbst aus den Socken:

- Keimfrei aufgezogene Mäuse entwickeln gleich häufig Diabetes – obwohl weibliche Säugetiere statistisch häufiger Autoimmunerkrankungen entwickeln als männliche.
- Männliche Diabetikermäuse haben weniger Testosteron als gesunde Artgenossen.
- Impft man junge, weibliche Diabetikermäuse mit den Fäkalien von erwachsenen, männlichen Mäusen, entwickeln sie mehr Testosteron und weniger Diabetes.
- Das heißt: Der Kontakt mit Bakterien in der Kindheit, also vor der Pubertät, beeinflusst den Sexualhormonspiegel.
- Und: Sexualhormone schützen vor Autoimmunerkrankungen wie Diabetes.

Bakterien machen gesund. Eine erstaunliche Erkenntnis nach vielen Dekaden Sauberkeitsfimmel in westlichen Haushalten. Die so ganz anders aussehen als zum Beispiel die Tümpel, in denen Nilpferde wohnen. Diese sind fast frei von Sauerstoff, sie produzieren jede Menge (furzähnliche!) Gase und sind der Nilpferde liebster Tummelplatz. Neueste Erkenntnis: Die von Flusspferden bewohnten Gewässer sind für die Tiere eine Art »kommunaler Darm«. Laut Christopher L. Dutton[31], Evolutionsbiologe an der Yale University, merkt also das einzelne Bakterium nicht einmal, ob es gerade im Nilpferd oder im Tümpel schwimmt.

Schlaff heißt Depression? Falsch. Oft fehlt Hormonpower aus dem Darm.

Sie war unglaublich klein. Fehlten ihr Wachstumshormone?

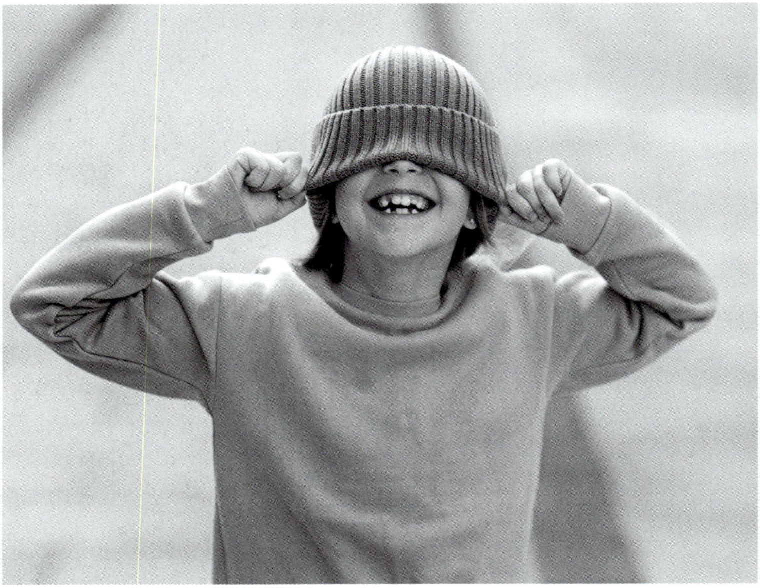

Manch ein Kind gedeiht nicht recht. Wird nicht größer, nimmt nicht zu. Das merken Sie, wenn sie monatelang keine neuen Kinderschuhe kaufen müssen. Das wissen Sie, weil es eine offizielle »Wachstumskurve« gibt. Was tun Sie dann?

»Meiner Tochter gebe ich schon seit zwei Jahren Eiweißshakes. Sie ist eine kleine, zarte Person. Vom Kinderarzt wurde uns geraten, sie in einer Klinik untersuchen zu lassen. Das wollte ich aber nicht, da so was ja meist auf eine Hormontherapie hinausläuft.

Seit sie jedoch das Eiweiß nimmt, ist sie wieder in der Wachstumskurve angelangt und der Kinderarzt teilte uns mit, dass eine Untersuchung in einer Klinik nicht mehr nötig sei.«

Können Sie sich vorstellen, welcher Stein vom Herzen dieser Mama geplumpst ist? Der Zusammenhang zwischen Eiweiß und Wachstum ist recht gut bewiesen. Wir wissen zum Beispiel genau, wann ganze Völker, auch wir Deutschen, größer waren oder kleiner wurden. Abhängig von der Ernährung. Als die Industrialisierung losging, die Menschen in den Städten verelendeten, sank ihre Durchschnittsgröße. Mit dem Rückgang des Elends nahm sie zu.

Anderes Beispiel: Sie haben das Bild der Ritterrüstungen aus dem Mittelalter vor Augen? Viele Männer damals waren etwa 1,60 Meter groß. Sie ritten keine prächtigen Schlachtrösser, wie sie oft auf Gemälden dargestellt werden, eher hoppelten sie wohl auf Pferdchen. Das zeigt eine Studie der britischen University of Exeter[32], die Pferdeknochen von 171 verschiedenen englischen Fundorten aus den Jahren 300 bis 1650 durchgemessen hat. Ergebnis: 1,44 Meter Stockmaß. Aus heutiger Sicht: Ponys.

Dann wiederum die traditionellen Massai. Elegant-schlanke 1,90 Meter. Was die wohl Tag für Tag gegessen haben? Fleisch, Milch, Blut. Mehr Eiweiß geht nicht. Wie hängen nun Eiweiß und Längenwachstum zusammen?

Wie Wachstumshormone wirken

Wenn Menschen wachsen, sind Wachstumshormone am Werk: auch genannt »growth hormone« (GH), »human growth hormone« (HGH), somatotropes Hormon oder Somatotropin (STH). GH ist ein Peptidhormon – also eine Eiweißstruktur, gebaut aus verbundenen Aminosäuren. Hormone sind Botenstoffe. GH überbringt seine Botschaft über zwei weitere Aminogebilde: IGF1 und IGF2 (IGF steht für Insulin-like growth factor). Also: Ohne Aminos geht hier gar nichts. Eigentlich erstaunlich: Der menschliche Körper produziert sich sein Wachstumshormon selbst. Und zwar in der *Hypophyse*. Das ist eine etwa haselnussgroße Drüse an der Unterseite des Gehirns in der Mitte des Kopfes. Tagsüber produziert diese Drüse nur wenig HGH, die Produktionsspitze liegt in der Nacht. Dann wandert HGH in die Zielorgane und setzt verschiedene Wachstumsfaktoren frei. Damit beeinflusst das HGH nicht nur das Körperwachstum, sondern auch den Stoffwechsel. Und das ist der Grund, warum nicht nur Kinder Wachstumshormone brauchen, sondern auch Erwachsene:

- Wachstumshormon lässt den Körper neues Eiweiß zusammenbauen, fördert also den Muskelaufbau.
- Es stimuliert die Bildung von Calcitriol (ein Vitamin-D-Abkömmling) und hilft so beim Knochenwachstum.
- Es fördert die Verbrennung von Fett, wenn Energie gebraucht wird, hilft also auch beim Abnehmen.
- HGH hilft auch, den Blutzuckerspiegel stabil zu halten.
- Es stimuliert T-Lymphozyten und Makrophagen und macht so das Immunsystem stark.

Verborgene HGH-Mängel finden. Geht das? Wenn Kinder nicht wachsen, fehlt oft HGH. Klar. Wie aber misst man bei ausgewachsenen Menschen, ob HGH fehlt? Die Messung ist aus drei Gründen schwierig: Erstens schwankt der HGH-Spiegel über je 24 Stunden. Zweitens ist der HGH-Spiegel abhängig vom Körpergewicht. Drittens beeinflussen andere Krankheiten den HGH-Spiegel, z. B. Diabetes oder Störungen der Leber oder der Nieren. Also misst man nicht den absoluten Wert, sondern die Qualität der HGH-Schwankung. Bei einem Insulin-Hypoglykämie-Test (IHT) wird per Insulinspritze eine Unterzuckerung ausgelöst, die HGH ankurbelt. Steigt der im Blut messbare HGH-Spiegel anschließend nur zögerlich und holprig an, fehlt HGH.

Wie kurbelt man die eigene HGH-Produktion an? Nachdem wir nun wissen, dass das Hormon selbst aus Aminosäuren, also Eiweiß, besteht, und dass außerdem die Überbringer der Wachstumsbotschaft Aminogebilde sind, ist die Antwort klar: Aminos essen. Eiweiß.

Nun gibt es verschiedenste Eiweiße. Welches wirkt am besten? Das wollte ein Team um Johanna Adriana Henrica van Vugh[33] von der Universität Maastricht wissen. Sie überzeugte acht Frauen im Alter zwischen 19 und 26 Jahren von der Teilnahme an einem Vergleichstest. Auf dem Prüfstand: Vier Proteindrinks.

- Soja-Eiweiß
- Gelatine
- Laktalbumin
- Milcheiweiß

Jede Frau trank eine Portion Eiweißdrink mit je 0,6 Gramm Eiweiß pro Kilogramm Körpergewicht. Anschließend wurden Blutproben entnommen, und zwar alle 20 Minuten innerhalb von fünf Stunden. Dann analysierte die Forscherin die Gesamtmenge an Wachstumshormon. Ergebnis:

- Soja-Eiweiß 5,0 µg/l
- Gelatine 8,2 µg/l
- Laktalbumin 4,5 µg/l
- Milcheiweiß 6,4 µg/l

Ausgerechnet Gelatine – das billigste Protein von allen – führte zu den höchsten Serum-Arginin-Konzentrationen. Verglichen mit Placebo (etwa 1,0 µg/l). Ist das nicht erstaunlich? Gelatine, eindeutig minderwertiges Eiweiß, die beispielsweise kein Tryptophan, kein Cystein enthält, stimuliert am stärksten. Lässt Wachstumshormon um den Faktor 8 ansteigen.

Erklärung: Gelatine ist zwar minderwertig, enthält aber am meisten Arginin. Und von Arginin (und Lysin) wussten wir schon längst, dass es Wachstumshormon besonders stimuliert.

Arginin kennen Sie. Zur Weitstellung der Blutgefäße (NO). Oft Ganzkörper-Viagra genannt. Geheimtipp meiner Leistungssportler (auch Waden wollen durchblutet werden). Der elegante Nebeneffekt:

Muskel wachsen, Fett schmilzt, Knochen werden stärker. So gesehen habe ich Gelatine unterschätzt.

Stimmt nicht ganz: Erinnern Sie sich an Gummibärchen? Ideal für alle, die viel herumrennen. Also Sportler. Und Kinder. Wenn nur nicht so viel Zucker drin wäre … Bestenfalls rennt man den Zucker weg, die Gelatine bleibt, und das Wachstum kommt. Bleibt eine wichtige Frage offen: Kann man es mit Aminos übertreiben?

Schadet zu viel Wachstumshormon? In jüngerer Zeit kam immer wieder die Frage auf, ob »zu viele« Wachstumshormone schaden. Ob man deshalb lieber nicht »zu viel« Eiweiß essen sollte. Kurze Antwort: Nein. Mit Hühnereiern, Sojaschnitzel und Proteinshakes schaffen Sie nicht »zu viel« Wachstumshormon. Geht nicht.

Aber: Manch einer kommt auf die Idee, sich Wachstumshormone zu spritzen, um im Bodybuilding bessere Ergebnisse zu erzielen. Sollte man das tun? Kurze Antwort: NEIN! Plötzlich wachsen Hände und Füße, Nase und Ohren. Am Hinterkopf bilden sich Hautwülste. In den Muskeln Wassereinlagerung. Also: Nein.

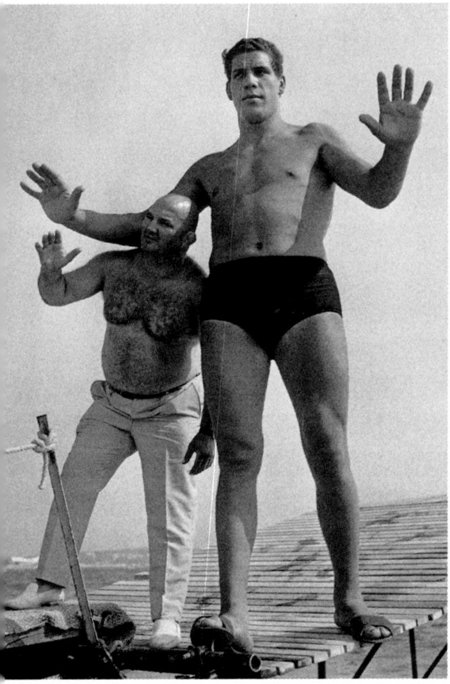

Nächste Frage: Ist es möglich, dass der Körper versehentlich zu viel Wachstumshormon produziert? Ja! Das gibt es.

Manch ein Medizinstudent erinnert sich an den berühmtesten Patienten der »Akromegalie«: André René Roussimoff (1946 bis 1993). Bekannt als Wrestler »André the Giant«, als freundlicher Riese Fezzik in Bob Reiners Film *Die Braut des Prinzen* (1987). Roussimoffs galt als mindestens 2,20 Meter groß, er soll rund 240 Kilo gewogen haben. Seine gigantischen Ausmaße, riesigen Hände und die ungewöhnliche Form seines Gesichts waren Folge eines Tumors, der einer übergroße Ausschüttung von Wachstumshormonen auslöst. Unbehandelt führt diese Art von Tumor zum vorzeitigen Tod.

Wird ein solcher Tumor rechtzeitig operiert, bilden sich die vergrößerten Körperteile nach und nach zurück. Was das heißt, beschrieb kürzlich Dr. Lisa Sanders in der *New York Times*[34], die sich auf rätselhafte medizinische Fälle spezialisiert hat:

> *»Zwei Jahre sind seit der Operation des Patienten vergangen, und er und seine Frau haben mit Interesse beobachtet, wie das frühere Gesicht des Mannes zum Vorschein kam. Die klumpige Kopfhaut ist unverändert, aber seine Frau freute sich besonders über die Rückkehr der alten Nase ihres Mannes. Nun verliert er seine Haare – vielleicht hatten sie das überschüssige Wachstumshormon gebraucht, um sich so lange zu halten –, aber, so sagte mir seine Frau, sie hält das für einen kleinen Preis, der zu zahlen ist.«*

»Zu klein« ist oft keine Krankheit. Sondern Eiweißmangel.

Der Schmerz lässt nicht nach …

Schmerzen kenne ich. Weil ich unfreiwillig Schmerzspezialist geworden bin in den letzten 15 Jahren. Weil ich sehr genau weiß, wie sich ein eingeklemmter und im Verlaufe von Wochen langsam absterbender Ischiasnerv anfühlt. Wie man an einer gebrochenen Wirbelsäule leiden kann. Früher schon Migräne in extremis. Viele von Ihnen zucken soeben zusammen. Und dann: Nach einer – wieder einmal, ich weiß, ich weiß – fehlgeschlagenen Operation Keratitis beidseits. Hornhautentzündung der Augen. Sechs Wochen Leid ohne Tränen. Unbeschreiblich.

Die Folge: Ich kenne mich mit Schmerzmitteln aus. Mit sämtlichen. Ich spreche möglichst immer über persönliche Erfahrung … Und auch bei diesem Thema aus einer anderen Perspektive:

Kommen Sie mit Schmerzen, sehe ich nicht in erster Linie »den Kopf« oder »das Knie«. Das natürlich auch. In erster Linie geht es darum, das Empfinden des gesamten Körpers zu verändern. Die Schmerzschwelle zu verschieben. Das Leiden verschwindet sofort, wird zumindest weniger. Auch dann, wenn die tatsächliche Ursache noch nicht gefunden ist. Die folgenden Fälle zeigen, wie das funktioniert.

Alles tut weh. Alles nur eingebildet?

Schmerzen sind oft Rätsel. Und Heilung passiert oft dann, wenn Sie es gar nicht beabsichtigen. Wenn Sie nur etwas Neues probieren. Einfach so. Zufall. Wie folgende Patientin berichtet:

»Vor ein paar Tagen habe ich einen Eiweißdrink gekauft. Nun habe ich festgestellt, dass ich morgens beim Aufstehen eigentlich keine

Schmerzen mehr habe. Sonst tat mir wirklich der ganze Körper weh. Seit ich abends den Eiweißshake trinke, schlafe ich viel besser, wache erholt auf und habe vor allem auch keine Schmerzen mehr. Jetzt würde mich interessieren, woran das liegen kann.«

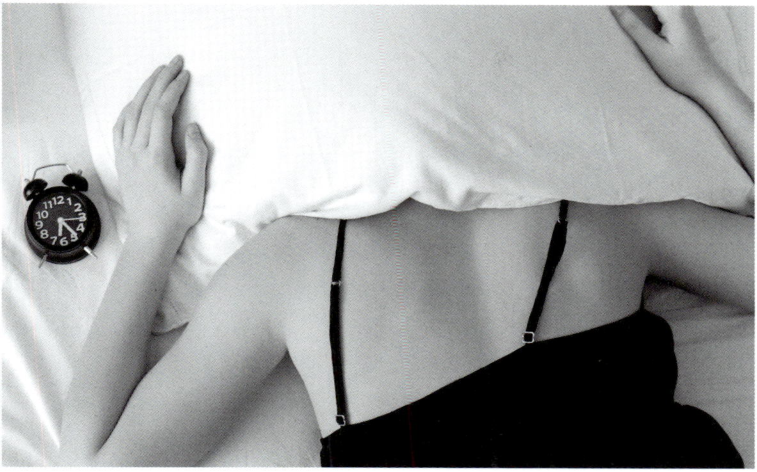

Was soll ich da sagen? Bei einem Fall, den ich nie persönlich gesehen habe, kann ich nur über allgemeine Zusammenhänge sprechen: Wir Menschen bestehen wie ein feines Maschennetz eben doch aus Millionen Löchern. Nur das Gerüst hält uns aufrecht. Man kann allerdings auch mit zu großen Löchern, also inkomplett durchs Leben kriechen. Mit Schmerzen, mit Schlafstörungen. Wie die Dame oben. Oder die Löcher stopfen. Fehlende essenzielle Substanzen nachfüllen.

Die häufigsten Löcher, die wichtigsten Bausteine eines idealen Körpers und Geistes kommen in der deutschen Universitätsmedizin, in der Ausbildung Ihres Hausarztes, Ihrer Ärztin einfach nicht vor. Und wenn dann jemand zufällig auf die Lösung kommt, also eine in der Universitätsmedizin völlig unbekannte Erfahrung macht, wie oben geschildert, dann geht das Rätseln los. Dabei ist es ganz einfach: Wenn der Körper sehr starke Defizite aufweist, passiert, wenn man die Mängel behebt, oft schon nach wenigen Tagen Wundervolles.

Wie also wirkt Eiweiß gegen Schmerz? Bei Schmerzen ist es immer hilfreich, wenn man »die Schmerzbasis«, also die Schmerzschwelle anhebt. Unabhängig vom Schmerzmittel. Hier drei Möglichkeiten mit Eiweiß plus ein Blick in die Zukunft.

Weg mit den Schmerzen!

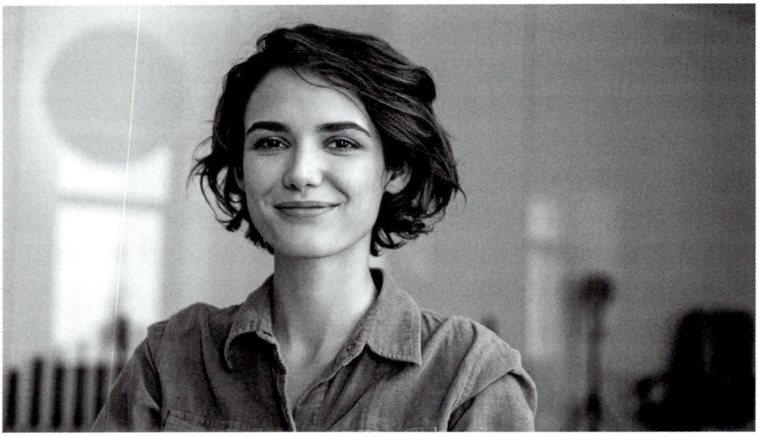

1. **Tryptophan:** Hinter chronischen Schmerzen steckt häufig ein Mangel an Serotonin. Das gilt vor allem bei Muskelschmerzen, bei Fibromyalgie und bei anderen Schmerzen, für die Ärzte keine Erklärung finden.

   Serotonin ist ein körpereigenes Glückshormon. Es fördert gute Laune, Entspannung und hemmt Schmerzen. Serotonin selbst fördert zwar nicht den Schlaf, kann sogar in zu hoher Konzentration zu Albträumen führen. Aber: Melatonin, das aus Serotonin entsteht, hilft uns schlafen. Schlafen ist Regeneration, und Regeneration ist bei Schmerz besonders wichtig. Serotonin baut sich der menschliche Körper aus Tryptophan. Tryptophan steckt in Käse, Fisch, Fleisch, Hülsenfrüchten, Nüssen und Eiern – und in der Kapsel aus der Apotheke. (Noch wirksamer plus Vitamin D, Zink, Magnesium.)

Auch Antidepressiva wirken über Serotonin: Als »Serotonin-Wiederaufnahmehemmer« helfen sie dem Körper, Glückshormone so zwischen den Nervenzellen zu konzentrieren, dass Nervensignale wieder gut übertragen werden können. Wer sich nicht mit Pharmanebenwirkungen herumschlagen will, kann Serotoninproduktion auch mit Laufen und Entspannung fördern. Je höher der Serotoninspiegel, desto eher gelingt es, den Teufelskreis zwischen Schmerz und Stress zu durchbrechen.

2. **GABA:** Schmerzen entstehen dann, wenn unsere Schmerzsensoren in den freien Nervenenden Signale feuern. Werden diese Sensoren über längere Zeiträume gereizt, fahren sie ihr Signalfeuerwerk leider nicht zurück, sondern feuern noch mehr. Die Schmerzen nehmen zu.

   Wie bei so vielen Prozessen im Körper, gibt es auch hier einen Gegenspieler: γ-Aminobuttersäure (GABA)[35]. Dieses Molekül schickt den feuernden Nerv in seinen Normalzustand zurück. Dass es so ist, wissen wir erst seit Kurzem. Im Jahr 2015 hatte ein Team um Jan Siemens an der Uniklinik Heidelberg die GABA und den $GABA_{B1}$-Rezeptoren erstmals in den peripheren Neuronen nachgewiesen.
3. **Cannabis:** Derzeit (2022) ist Cannabis[36] noch illegal – mit Ausnahme medizinischer Anwendungen. Der menschliche Körper stellt normalerweise selbst Cannabinoide her, um sich immer wieder in ein gesundes Gleichgewicht zu bringen – zum Beispiel bei Schmerzen oder Hunger. Fehlen natürliche Cannabinoide, kann man mit Tetrahydrocannabinol (THC) nachhelfen, die dann an die körpereigenen Rezeptoren binden. Vor allem im Gehirn. Dort wirkt Cannabis vor allem hemmend, verlangsamend, entspannend. (Und deshalb werden Menschen, die gar keine Schmerzen oder keinen Hunger hatten, nach Cannabiskonsum »high« oder gefräßig.)

Interessant: Cannabinoide wirken nicht gegen Schmerzen. Sie heben die Schmerzschwelle nur wenig an. Sie verändern auch die Schmerztoleranz nicht. Aber wer Cannabis konsumiert hat, dem ist das egal. Cannabis »heilt« also nicht, sondern tröstet nur. Bitte also nicht einsortieren unter »Wunder der Heilung«, sondern unter »Notlösung«.

Das Leben könnte leicht sein. Möchten Sie nicht auch einmal sagen: »Meine Lebensqualität steigert sich von Tag zu Tag«? Da brauche ich keine Esoterik, das muss ich mir nicht »suggerieren«. Das kann man naturwissenschaftlich erklären. Das kann man tatsächlich fühlen und empfinden. Wenn die Moleküle des Körpers stimmen. Besonders wichtig bei Schmerzen.

Schmerz ist Schmerz. Keine Einbildung. Die richtigen Aminos durchbrechen den Teufelskreis zwischen Schmerz und Stress.

Plötzlich gelähmt. Drei Fälle – eine Ursache

Easton[37] Hospital Philadelphia, USA. Sie war verwirrt, als sie in der Notaufnahme eintraf. Ihre Pupillen wanderten unkontrolliert von links nach rechts, von rechts nach links. Ihre Beine trugen sie nicht mehr, die Kraft war weg. Wenn sie sich bewegte, dann langsam. Als sie mit den Ärzten sprechen wollte, um zu erklären, was mit ihr los war, scheiterte sie wieder und wieder. Sie konnte sich nicht konzentrieren, sich nichts behalten. Divya Lal, Maureen C. Farrell und Mahesh Krishnamurthy vom ärztlichen Notaufnahmeteam standen vor einem Rätsel. Die neurologischen Ausfälle deuteten auf Multiple Sklerose. War es wirklich MS? Oder hatten die Ausfälle etwas mit ihrem enormen Gewicht zu tun – Adipositas Stufe III, also »morbid«?

Szenenwechsel: Lecco[38], Italien. Im Hospital-ASST trifft eine Frau mit schweren Lähmungen ein, mit Atemproblemen und Herzbeschwerden. Das Ärzteteam um den Neurologen Vittorio Mantero rätselt. Untersucht. Nimmt schließlich Gewebeproben von Nerven und Muskeln. Ergebnis der Biopsie: schwere axonale Neuropathie, also eine schwere Nervenschädigung. Aber … warum?

Szenenwechsel: Kasturba[39] Medical College Mangalore, Indien. Ins Krankenhaus schleppt sich eine 26-jährige Schwangere. Gliederschwäche. Im Fachjargon: motorische Neuropathie. War es das Guillain-Barré-Syndrom (GBS)? Eine Autoimmunerkrankung, bei der die Myelinschicht der Nerven so zerstört wird, dass sie keine Reize mehr übertragen können? Trifft GBS nicht vor allem … ältere Menschen?

Drei Kontinente, drei Frauen, drei Fälle, über die Kollegen in internationalen Fachzeitschriften berichten. Dramatische Fälle. Für mich keine Einzelfälle. Ich greife sie hier auf, weil hinter diesen neurologischen Störungen immer die gleiche Ursache steckt. Ein simpler Mangel. Der, gerade weil er so simpel ist, immer wieder übersehen wird. Oder falsch diagnostiziert als MS, als Guillain-Barré-Syndrom, als psychosomatisch.

Falsch oder gar nicht behandelt führt dieser Mangel zu bleibenden Lähmungen. In der Schwangerschaft können die Folgen bei der Mutter und ihrem Baby schwerwiegende neurologische Probleme sein, in seltenen Fällen der Tod.

Was da fehlt? Thiamin. Simples Vitamin B_1.

Es war kein MS im ersten Fall, sondern die Nebenwirkung einer Operation. Bei krankhaftem, gefährlichem, tödlichem Übergewicht empfiehlt sich eine Schlauchmagenoperation (»bariatrische Sleeve-Gastrektomie«): Der Magen wird operativ verkleinert auf nur noch 100 Milliliter Fassungsvermögen. Ein derartig winziger Magen macht es unmöglich, zu viel zu essen. Folglich nimmt man ab. In Deutschland ist dieser Eingriff die am häufigsten durchgeführte Operation in der Adipositaschirurgie. Weil sie funktioniert, weil es aus Sicht der Chirurgen relativ selten zu Komplikationen kommt. Aus Sicht der Chirurgen! Die Naht entlang des abgeschnittenen Magenteils mag ja halten. Aber was passiert mit den Nährstoffen, die eigentlich im Magen verdaut und dann über den Dünndarm in den Blutkreislauf aufgenommen werden sollen?

Da gibt es dann eben doch Komplikationen. Häufig kommt es im Anschluss an eine Schlauchmagenoperation zu einem Mangel an Vitamin B_1 und B_{12}, und/oder zu einem Mangel an Mineralstoffen. So auch hier: Der Thiaminspiegel war abgestürzt auf 28 nmol/L (Referenzbereich in den USA: 78 bis 185 nmol/L).

Die Folge: Wernicke-Enzephalopathie. Behandlung: 500 mg Vitamin B_1 zwei Mal täglich intravenös. Ergebnis: Störungen weg, außer der Beeinträchtigung des Kurzzeitgedächtnisses. Der Gehirnschaden blieb.

Wichtig zu wissen: Auch ein drastischer Vitamin-B_{12}-Mangel kann zu neurologischen Symptomen führen, die aussehen wie MS. Bleibt es bei dieser Fehldiagnose[40], wird zum Beispiel eine Behandlung mit Ocrelizumab empfohlen, einem starken Antikörper gegen B-Zellen. Man hätte also bei einer Patientin mit bereits stark gestörtem Stoffwechsel noch zusätzlich das Immunsystem unterdrückt …

»Neuropathie« war nicht die ganze Wahrheit des zweiten Falls. Gravierende Vitaminmängel haben immer eine Vorgeschichte. So auch im Fall der italienischen Patientin, die viele Jahre unter Depressionen und Essstörungen gelitten hatte. Diagnose auch hier: Wernicke-Enzephalopathie. Und Beriberi – eine fast vergessene Krankheit. Der holländischer Arzt Jacob de Bondt hatte sie im Jahr 1630 auf Java beobachtet und sie nach dem örtlichen Wort für »Schaf« benannt, weil sich Kranke so steif und wackelig bewegen wie Schafe. Die Patientin bekam Vitamin B_1, Lunge und Herz wurden schnell wieder gesund, doch die Lähmungen blieben.

Das Guillain-Barré-Syndrom stand nicht hinter Fall 3. Auch hier fanden die Ärzte Beriberi und die damit verbundene Wernicke-Enzephalopathie. Als zugrunde liegende Ursache wurde eine Hyperemesis gravidarum (HG) festgestellt. Diese Störung tritt bei bis zu drei Prozent der Schwangerschaften auf und kann, wenn sie schwerwiegend ist, ohne Nahrungsergänzungsmittel zu Elektrolytstörungen, Kalorienverlust und Vitaminmangel führen. Obwohl über den Zusammenhang zwischen HG und Wernicke-Enzephalopathie erstmals schon im Jahr 1939 berichtet wurde, wird diese Störung auch heute noch oft übersehen. Werden lebenslange Behinderungen nicht verhindert.

Was bei Thiaminmangel passiert

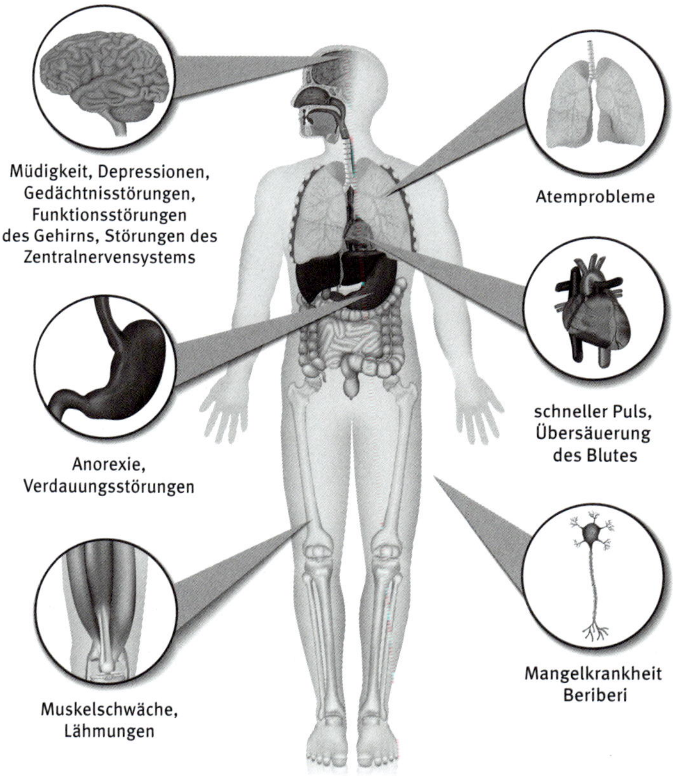

Vitamin B_1, auch genannt Thiamin[41], ist ein essenzielles wasserlösliches Vitamin, das am Stoffwechsel der meisten Organe beteiligt ist. Fehlt das Vitamin, kommt es zu sehr vielen unterschiedlichen Störungen, die den Stoffwechsel betreffen, die Nerven, das Herz-Kreislauf-System, die Atemwege, den Magen-Darm-Trakt und den Bewegungsapparat.

Thiaminmangel wird oft nicht gesehen oder fehldiagnostiziert, wenn Menschen gleichzeitig mit anderen gesundheitlichen Herausforderungen zu tun haben (Adipositas, Depression, Essstörung, Schwangerschaft). Und auch dann, wenn die Anzeichen von Vitaminmangelstörungen den Symptomen anderer Krankheiten zum Verwechseln ähnlich sehen (MS, Guillain-Barré, Psychosomatik).

Bekommen Betroffene das fehlende Vitamin nicht oder zu wenig davon oder zu spät, kann das tödliche Folgen oder bleibende neurologische Folgeschäden haben. Wird aber rechtzeitig mit Thiamin behandelt, kommt es auch in schweren Fällen innerhalb von Stunden oder Tagen zu einer raschen Besserung.

Hinter schwierigen Fällen mit vielen Symptomen kann sich ein einziger Mangel verbergen: Vitamin B_1.

Brot weg. Migräne weg. Was hat das eine mit dem anderen zu tun?

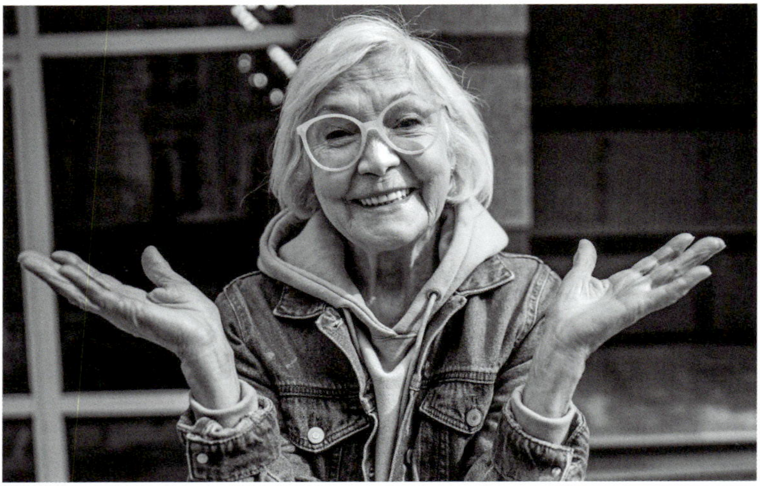

Kopfschmerzen sind die Hölle. Habe ich selbst erlebt. Viele, viele Jahre. Bis ich die Lösung entdeckte. Für mich entdeckte. Umso mehr freue ich mich, wenn Sie Ihren eigenen Weg aus der Migränehölle finden.

»Vor vier Monaten saß ich wie ein Häufchen Elend vor Ihnen, mit unerträglichen Kopfschmerzen Tag und Nacht, völlig verzweifelt. Ich habe so fest geglaubt, dass Sie mir helfen. Und siehe da, nach der Einnahme der Präparate hatte ich nach ca. einer Woche keine Kopfschmerzen mehr, bis heute.«

Die Dame war über 70 Jahre alt. Und verzweifelt. Von Schmerz gepeinigt. Und das seit vielen, vielen Jahren. Können Sie sich das vorstellen? War deswegen schon auf Kur, aber völlig umsonst. Der Schmerz blieb.

Kurzfristig hatte zwar ein Orthopäde mit einer Spritze in die Halswirbelsäule geholfen. Und genau das hat mich stutzig gemacht, damals, als ich die Dame kennenlernte. Wenn die Kopfschmerzen ein geklemmter Nerv wären, eine verbogene, schiefe, verklemmte Halswirbelsäule, was kann Molekularmedizin dann noch ausrichten? Eine Menge.

Der Kopf, das sind vielleicht zehn Prozent vom ganzen Körper, oder? Wenn man sich jetzt um die restlichen 90 Prozent kümmert? Wenn man fehlende Stoffe auffüllt, weil man Ernährungsschrott weglässt – kurz: Zucker? Wenn man die restlichen 90 Prozent besonders stark, widerstandsfähig, glücklich und entspannt macht? Dann dürfen Sie sich zu Recht fragen: Was bleibt dann noch vom Kopfschmerz? Von den zehn Prozent? Vielleicht werden die unbedeutend? Vielleicht verschwinden die? So meine Theorie. In der Praxis: Erfolg auf der ganzen Linie. Nach nur einer Woche. Überraschend.

Schmerzen weg. Wie lässt sich das erklären?

Von einem Team um Cherubino di Lorenzo[42] von der Universität Rom stammt eine aktuelle elegante Studie zu genau dieser Frage. Das Team fand 96 übergewichtige Migränepatientinnen. Eine Hälfte der Teilnehmerinnen aßen einen Monat lang viel Fett, viel Eiweiß, wenige Kohlenhydrate – also ketogene Diät. In den folgenden fünf Monaten aßen sie wie üblich, aber kalorienarm. Die andere Hälfte dagegen ernährte sich sechs Monate lang kalorienreduziert, sonst aber wie üblich.

Ergebnis: In beiden Gruppen ging die Migräne zurück. Kam weniger häufig, weniger schlimm. Aber: Die Frauen im Ketoseprogramm profitierten stärker als die in der Vergleichsgruppe. Sie erlitten im Schnitt pro Monat nur noch einen einzigen Anfall, zuvor waren es fünf. Außerdem gingen die Anfälle schneller vorbei. Die Zahl der Attacken blieb sogar niedriger als zuvor, als sie nach dem ersten Testmonat wieder zu ihrer üblichen Ernährung wechselten. Um zu verstehen, was in dieser Studie passiert ist, muss man wissen, was eigentlich Ketonkörper sind.

Bekannt sind Zusammenhänge zwischen oxidativem Stress und Migräne. Zwischen Entzündung und Migräne. Und zwischen Blutzuckerschwankungen und Migräne. Bleibt nur noch eine Frage:

Kann Ketose gefährlich werden? Stichwort »Ketoazidose«? Antwort: Wenn Sie zuckerkrank sind, dann ja. Nennt sich diabetische Ketoazidose. Wenn Sie magersüchtig sind, dann ja: Hungerketoazidose. Wenn Sie alkoholkrank sind, dann auch: alkoholische Ketoazidose. Alles nicht ungewöhnlich. Äußert sich durch allgemeines Unwohlsein, Bauchschmerzen, schnelle und flache Atmung, Erbrechen und Dehydratation. Das Problem: Unsere Krankenhäuser haben zumeist nur die *diabetische* Ketoazidose auf dem Schirm. Alkohol- und Hungerketoazidosen werden immer mal übersehen oder falsch diagnostiziert[43]. Was wiederum zu einer falschen Behandlungen führt, zu Folgekrankheiten, zu Tod. Und jetzt die gute Nachricht: Wenn Sie »nur« Migräne haben, dann schadet Ihnen Ketose nicht.

Migräne heißt Stoffwechselstörung. Ketose schaltet den Schmerz ab.

Was können Ketone?

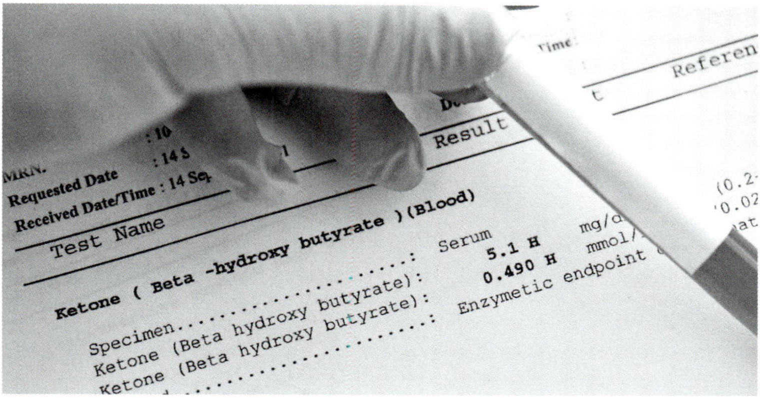

Bekommt der menschliche Körper über einen längeren Zeitraum keine leicht verbrennbaren Kohlenhydrate – Brot, Nudeln, Zucker –, fehlt ihm Glukose für den Energiestoffwechsel. Also stellt er seinen Stoffwechsel um: Er greift die körpereigenen Fettdepots an und baut die dort eingelagerten Fettsäuren in wasserlösliche Ketonkörper um. Wenn Körper und Hirn Energie brauchen (das brauchen sie immer), werden dann keine Glukosemoleküle mehr verbrannt, sondern Ketonkörper.

Die Bildung von Ketonkörpern ist eigentlich ein Schutzmechanismus. Dieser Stoffwechselprozess hilft, akute Stoffwechselstörungen in Zeiten des Nährstoffmangels zu überleben. Gleichzeitig bringt er zahlreiche Vorteile:

- Da die Energieproduktion nicht mehr auf Glukose und deshalb nicht mehr »zu schnell« läuft, verringert sich der oxidative Stress in den Zellen.
- Entzündungen gehen zurück (Bauchfett ist ein chronischer Entzündungsherd).
- Die Blutzucker-Achterbahn, die sonst sofort nach dem Verzehr von Zucker startet, wird stillgelegt. Der Stoffwechsel läuft gleichmäßiger.

Flimmern, Flackern, Kribbeln

Wenn man Molekularmedizin ernst nimmt, sind Heilungsprozesse eine logische Folge. Sie passieren dann, wenn man sich nicht mehr auf einzelne Organe Ihres Körpers konzentriert. Sondern den ganzen Organismus in den Blick nimmt. Eine glückliche Idee, weil in der Regel nicht »eine Galle« oder »ein Herz«, »ein Auge« oder »ein Ohr« die Arztpraxis betritt, sondern ein Mensch. Sie.

Sie berichten mir oft, dass sich seit der Umstellung des Lebensstils – mehr Bewegung, besser Essen, regelmäßiger Entspannen – Ihr Sehvermögen verbessert hat. Beispielsweise Ihre Kurzsichtigkeit abgenommen hat. (Übrigens auch meine persönliche Erfahrung.) Dass Sie besser hören. Dass Ihre Haut nicht mehr kribbelt. Warum das passiert? Weil, wenn Sie sich selbst eine »artgerechte Haltung« gönnen, Ihre Spannung abfällt. Sie entspannen. Und damit geht es los …

Immer tränen seine Augen. Eine Allergie?

Eine wahre Fundgrube für ungewöhnliche Diagnosen sind Sie. Ihre Geschichten aus dem Forum unter strunz.com. Folgende hat mich richtiggehend begeistert:

> *»Mein Mann hat sein Leben lang starke Probleme mit Augen und Sonne gehabt, kein Gang ins Freie ohne Sonnenbrille und Schirmkappe – und die Augen haben immer sofort getränt, auch mit Schutz.«*

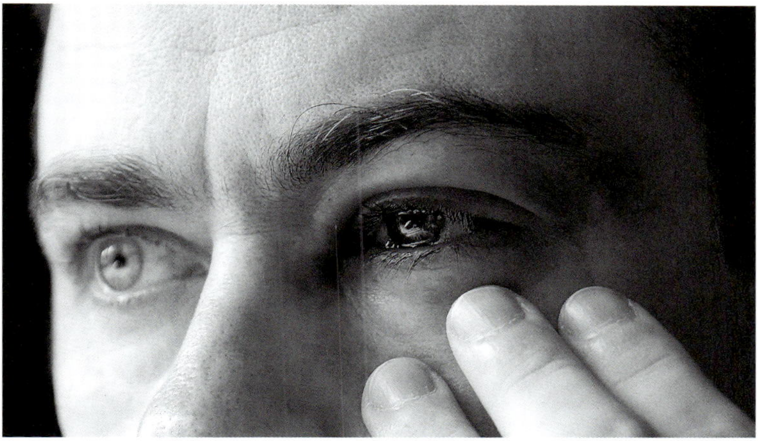

Was war da los? Eine Allergie gegen Pollen? Kaum möglich, weil die Augen auch im Winter tränten. Dann: Eine Allergie gegen Licht? Gibt es durchaus. Nennt sich Lichturtikaria, ist allerdings eine Dermatose. Betrifft also die Haut, nicht die Augen. Betroffene reagieren auf Sonnenstrahlen eines bestimmten Spektrums mit Quaddeln – als hätten sie Brennnesseln berührt. Es musste eine andere Störung vorliegen. Was war es, das die Augen des Mannes reizte? Weil die Autorin des Forumbeitrags überhaupt keinen Anhaltspunkt fand, drehte sie ihre Perspektive um. Was ist es, das dem Körper gegen Reizungen jeglicher Art hilft? Antwort: Antioxidantien. Genauer: Astaxanthin.

»Du wirst es nicht glauben: An dem besagten Tag hat er vor dem Frühstück zum ersten Mal in seinem Leben ein Dragee Astaxanthin bekommen, und am Nachmittag konnte er ohne jede Tränen und ohne Sonnenbrille/Kappe sich zu mir auf die Gartenbank in die Sonne setzen. Wirklich ein Wunder!

Dieser wunderbare Zustand ist meinem Mann bis heute erhalten geblieben. Er bekommt seit einem halben Jahr täglich früh ein Dragee Astaxanthin.«

Wenn Sie jetzt überlegen, wie Sie Ihrer besseren Hälfte etwas Gutes tun können, üben Sie einen neuen Zungenbrecher: Astaxanthin. Dann geht's gleich weiter mit dem, was den Wunderglauber vom Naturwissenschaftler unterscheidet. Wissen:

Was Astaxanthin eigentlich ist

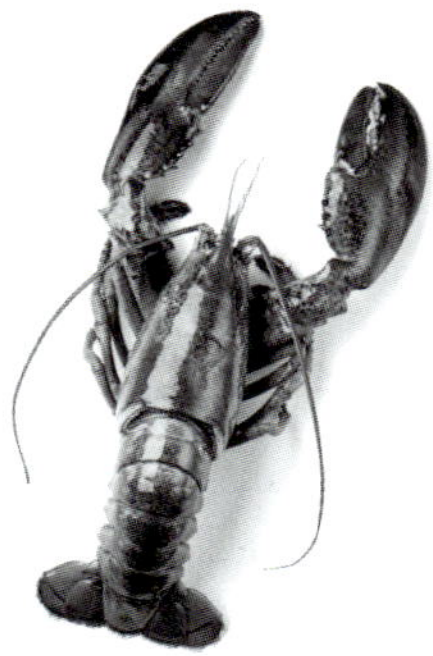

Astaxanthin ist ein natürliches Carotinoid – also ein Pflanzenfarbstoff, der Mikroalgen und Meeresfrüchte wie Krabben und Hummer in ihr typisches Orange einfärbt. Es gilt als das stärkste Antioxidans der Welt. Das liegt an seiner Molekülstruktur.

Das Molekül ist ungewöhnlich lang und besitzt an jedem Ende eine polare Sauerstoffgruppe. Diese Molekülstruktur macht Astaxanthin zur antioxidativen Geheimwaffe: Die Moleküle nehmen die aggressiven, freien Elektronen von freien Radikalen auf, und zwar wesentlich besser als andere Antioxidantien wie zum Beispiel Vitamin E, Coenzym Q10 oder Vitamin C.

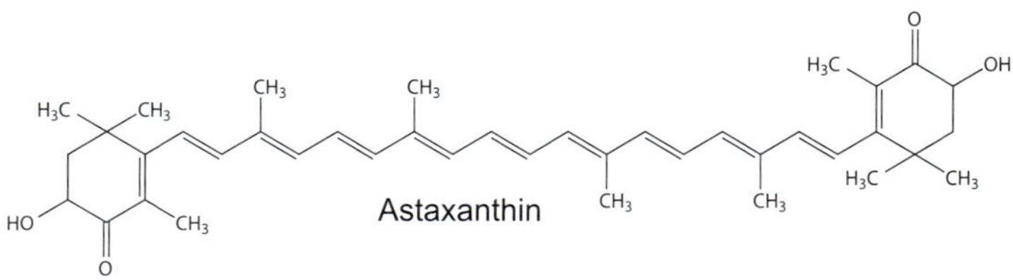

Anders als Vitamin C oder Beta-Carotin kann Astaxanthin freie Radikale neutralisieren, ohne danach selbst solche Radikale zu bilden. Genau das passiert bei Vitamin E oder Beta-Carotin, wenn sie nicht gleichzeitig mit Vitamin C eingenommen werden – unserem großen Recyclingmolekül für verbrauchte Antioxidantien.

Astaxanthin ist fettlöslich. Damit gehört es zu den wenigen Molekülen mit Passierschein durch die Blut-Retina-Schranke, dem Schutzschild unserer Augennetzhaut. Als **lipophiles Molekül kann es sich außerdem** in Hautzellen einlagern. Und hier wird es spannend: Das lange Molekül kann seine Wirksamkeit außerhalb *und* innerhalb der Zellmembran entfalten. Vitamin C wirkt nur in den Zellzwischenräumen, Vitamin E nur im Inneren der Zellen.

Es gibt immer mehr Belege[44] für die Wirksamkeit von Astaxanthin bei der Vorbeugung und Behandlung verschiedener Augenkrankheiten. Das gilt für Netzhauterkrankungen, Erkrankungen der Augenoberfläche, Uveitis (eine Augenentzündung, bei der die Gefäßhaut im Auge, die Uvea, mitbetroffen ist), Katarakt (Grauer Star) und Asthenopie (durch Überanstrengung der Augen ausgelöstes Unwohlsein). Das Molekül steuert und balanciert wichtige Stoffwechselwege und hilft dabei, das innere, gesunde Gleichgewicht der Zellen zu schützen. Weil es zu den wenigen Wirkstoffen gehört, die überhaupt bis zur menschlichen Netzhaut vordringen können, zählt es zu den wirksamsten natürlichen Augenrettern überhaupt.

Tränende Augen? Brille schützt gut von außen. Astaxanthin schützt besser von innen.

Der Fernseher wird lauter.
Liegt's am Gerät – oder an den Ohren?

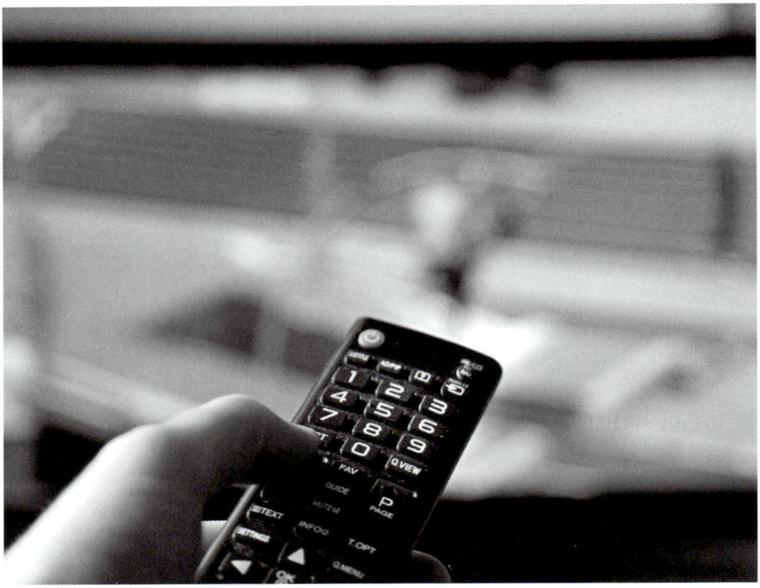

Das Radio nuschelt. Fernsehprogramme werden unverständlicher. Telefongespräche? Ein Horror. Kennen Sie vielleicht. Eine lästige Sache, bei der man nicht weiß, ob die Technik immer schlechter wird. Oder man selbst einfach älter? Mal ärgert man sich. Mal schiebt man das Thema zur Seite. Mal passiert ein Wunder.

»Ich habe Ihnen neulich mitgeteilt, dass ich seit einigen Monaten Aminosäuren einnehme. Eiweißpulver. Nach wenigen Wochen der Einnahme fiel mir auf, dass mein Fernseher auf einmal ziemlich laut war. Seit langer Zeit stand die Lautstärkenregelung bei vielen Sendungen auf der Skala 50. Nun steht sie meist auf 35 bis 40. Da scheint sich was mit dem Gehör getan zu haben (bin 68 Jahre alt).«

Moment. Das war so gar nicht vorgesehen. Da möchte man Aminosäuren, den Eiweißspiegel anheben, beispielsweise gegen Osteoporose oder Infektanfälligkeit, und erntet ein besseres Gehör. Warum?

Der heutige Mensch lebt in der Regel mit Überspannung. Verkrampfung. Das gilt sehr wohl auch für die feinen Muskeln, die die Form Ihres Augapfels regulieren. Wenn Sie die entspannen – darüber gibt's ganze Bücher – verändert sich die Form des Augapfels und damit Ihre Sehschärfe, gemessen in Dioptrien. Ein anderes Beispiel ist Ihr Hörvermögen. Wenn Sie entspannen

- wird die Durchblutung gesteigert (vor allem dann, wenn Sie sich Arginin gegönnt haben und wenn Sie laufen),
- bekommen die Sinneszellen im Ohr mehr essenzielle Mikronährstoffe. Funktionieren also besser. (Wenn Sie diese zuvor zu sich genommen haben.)

Studien zeigen, dass Hörverlust häufig verbunden ist mit einem Mangel an Mikronährstoffen wie den Vitaminen A, B, C, D und E, Zink, Magnesium, Selen, Eisen und Jod. Studien über den Zusammenhang zwischen Mittelohrentzündung und Ernährung bei Kindern ergaben, dass ein Mangel an den Vitaminen A, C und E sowie an Zink und Eisen zu höherer Infektanfälligkeit und damit zu schlechterer Heilung führt.

Außerdem konnte nachgewiesen werden, dass Menschen schlechter hören, die sehr viele Kohlenhydrate und ungesunde Fette essen, aber zu wenige Proteine. Wer sich viele gesunde, mehrfach ungesättigte Fettsäuren gönnte, hörte tendenziell besser. Wieder andere Studien zeigen, dass neben Fehlernährung auch Fettleibigkeit ein Risikofaktor für schlechtes Hören ist.

Warum das alles so ist, weiß man noch nicht eindeutig. Man weiß aber, dass das Funktionieren der Hörschnecke in hohem Maße davon abhängt, wie gut sie durchblutet wird, und wie gut das Blut mit antioxidativ wirkenden Nährstoffen versorgt ist. Deshalb liegt die Annahme nahe, dass gesunde Ernährung ein Stück weit vor Hörverlust schützt.[45]

Endlich wieder ganz Ohr

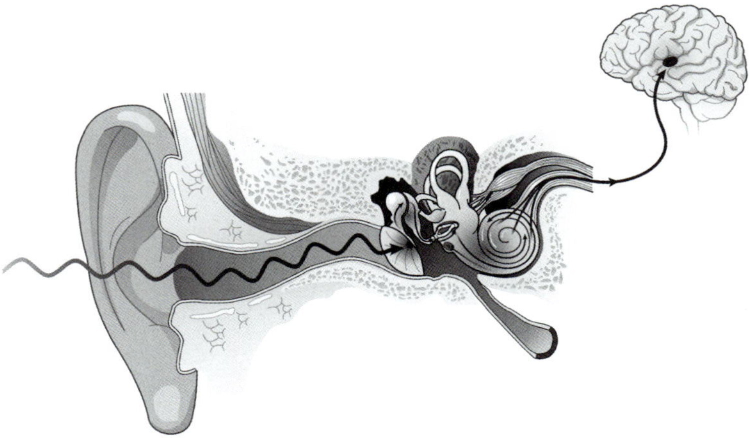

Ihr Hörvermögen verbessert sich außerdem mit

- **Omega 3:** Wissenschaftler der Universität Sydney[46] fanden, dass der Verzehr von mindestens zwei Portionen Fisch pro Woche das Risiko für Schwerhörigkeit bei Menschen über 50 Jahren um 42 Prozent vermindert.
- **Magnesium:** In einer weiteren Studie[47] haben 300 junge Rekruten täglich eine Dosis Magnesium eingenommen. Ergebnis: Weniger Hörverlust als die Kollegen in der Vergleichsgruppe. Trotz massiven Lärms.
- **Folsäure:** Hörverlust steht in Verbindung mit erhöhtem Gesamthomocystein (tHcy) und Folatmangel. Das heißt: Folsäure senkt den tHcy-Spiegel und wirkt so gegen altersbedingten Hörverlust.[48]

Schwerhörigkeit ist kein Schicksal. Gönnen Sie Ihren Ohren bestes Essen, Entspannung und Laufschuhe.

Ihre Haut brannte und sie hörte nicht auf zu weinen. Warum?

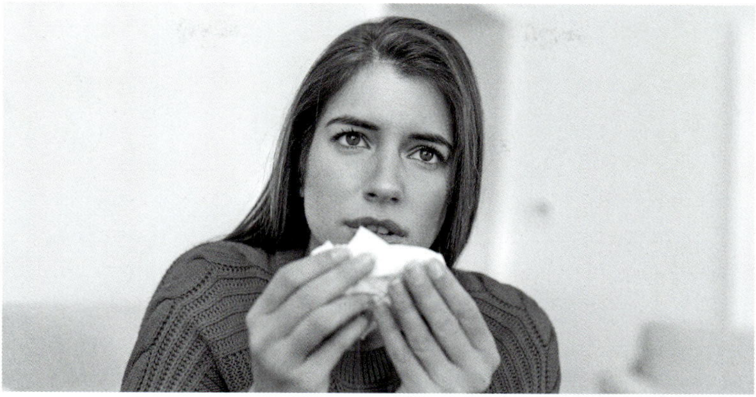

Es fühlte sich an wie Nadelstiche. Ihre Haut brannte. Überall, auch im Gesicht. Sie war mit den Nerven so runter, dass sie wegen der geringsten Kleinigkeit weinte. Sie ging zum Hausarzt. Dort das Übliche: Untersuchung, Blutentnahme für unnötige Laborwerte, Auswertung derselbigen mit der anschließenden Diagnose: »Alles in Ordnung!« Sie bekam Fenistil-Salbe gegen das Brennen der Haut. Und wegen dem Weinen wurde sie zum Psychiater geschickt. Da gab's natürlich ein Antidepressivum.

Ein besonderer Fall: Hier schreibt nicht die Betroffene selbst, hier schreibt deren Chefin. Von Beruf Ärztin. Die dem Elend ein Ende setzen wollte. Sie organisierte eine Blutuntersuchung: Aminogramm, Elektrolyte, Vitamin B_{12} und D. Noch bevor das Analyseergebnis eintraf, gab sie ihrer Mitarbeiterin einen ganzen Korb mit frischen Bausteinen: Vitamin-B-Komplex, Zink, Omega 3 die Vitamine D_3 und K_2 und Magnesium.

*»Nach drei Wochen war der ganze Spuk vorbei.
Sie weint jetzt nicht mehr.«*

Fall abgeschlossen? Halt, nicht so schnell. Die Ärztin kann sich einen Seitenhieb gegen die verschlafene Hausarztmedizin nicht verkneifen und schreibt:

> *»Der Vitamin-D-Spiegel lag bei 5,6 ng/ml (normal 40 – 80 ng/ml). So viel zur Aussage ›alles in Ordnung‹ …«*

Ein berechtigter Seitenhieb. Laut Krebsforschungszentrum Heidelberg verschlechtert sich die Krebssterblichkeit (wohl verstanden: nicht die Häufigkeit), es verschlechtert sich die Krebs-Todesrate bei nicht erkanntem Vitamin-D-Mangel um das Vierfache. Und das meint der Hausarzt mit »alles in Ordnung«? Und es geht weiter. Laut zwei Forschungsergebnissen aus dem Iran hängt die Vitamin-D-Versorgung eines Menschen direkt zusammen mit Fatigue, also dem chronischen Müdigkeitssyndrom. Und mit Depression.

Fatigue hängt ab vom Vitamin-D-Spiegel im Blut. Das zeigt eine Untersuchung von 200 iranischen Krankenpflegerinnen[49] aus dem Jahr 2015. Bei jeder Teilnehmerin wurde der Vitamin-D_3-Spiegel im Blut gemessen. Außerdem beantworteten die Pflegerinnen Fragen zu ihren Fatigue-Symptomen. Die Auswertung ergab eine klare Korrelation: Krankenpflegerinnen mit besonders niedrigen Vitamin-D-Werten litten häufiger an Fatigue als jene mit höheren. Wobei »besonders niedrig« in dieser Studie drastisch ausfiel:

- 46 Prozent litten an extremem Vitamin-D-Mangel: weniger als 10 ng/ml
- 44 Prozent hatten einen zu niedrigen Vitamin-D-Spiegel: nur 10–30 ng/ml
- Lediglich 10 Prozent der Teilnehmerinnen kamen auf Werte zwischen 30–100 ng/ml

Dieser letzte Bereich wurde als ausreichend bewertet. Sie wissen, dass in meiner Praxis ein Vitamin-D-Spiegel von 40–80 ng/ml als gesund gilt, als optimal 70–100 ng/ml.

Den allermeisten Krankenpflegerinnen fehlte es also an Vitamin D und sie waren ausgebrannt. Laut Studie fiel es ihnen schwer, ihre Arbeit konzentriert und fehlerlos zu erledigen. Ihr Selbstbewusstsein litt, einige fühlten sich als Versagerinnen.

Bei Älteren lässt sich Depression mit Vitamin D lindern. So das Ergebnis der zweiten Studie[50]. Diese lief über acht Wochen, es nahmen 78 ältere Erwachsene im Alter von über 60 Jahren mit mittelschweren bis schweren Depressionen teil. 39 von ihnen bekamen wöchentlich 50 000 I. E. Vitamin D_3. Die anderen 39 bekamen Placebos. Alle gaben Auskunft über ihre Depression (Geriatric Depression Scale-15), bei allen wurde der Vitaminspiegel im Blut gemessen.

Ergebnis: Der Vitamin-D-Spiegel stieg in der Vitamin-D-Gruppe auf 43,48 ng/ml (vorher 22,57 ng/ml) und in der Placebogruppe auf 25,9 ng/ml (von zuvor 21,2 ng/ml). Der Depressionswert sank in der Vitamin-D-Gruppe von 9,25 auf 7,48, während der Depressionswert in der Vergleichsgruppe geringfügig stieg. Das heißt laut Forschungsgruppe der Kashan University of Medical Sciences, Iran: »Eine Vitamin-D-Supplementierung kann den Depressionswert bei Personen im Alter von 60 Jahren und darüber verbessern.«

Wenn, das muss man an dieser Stelle anfügen, *wenn* mit den richtigen Dosierungen gearbeitet wird. Das ist nicht immer der Fall. Studien mit minimalen Vitamin-D-Dosierungen finden regelmäßig keine Effekte – was nicht heißt, dass Vitamin D nicht wirkt, sondern nur, dass das Studiendesign für die Tonne war. Zur Einordnung: In den USA sind heute täglich 7 000 I. E. Vitamin D zugelassen. In Europa täglich 10 000 I. E.

Was bei Vitamin-D-Mangel passiert

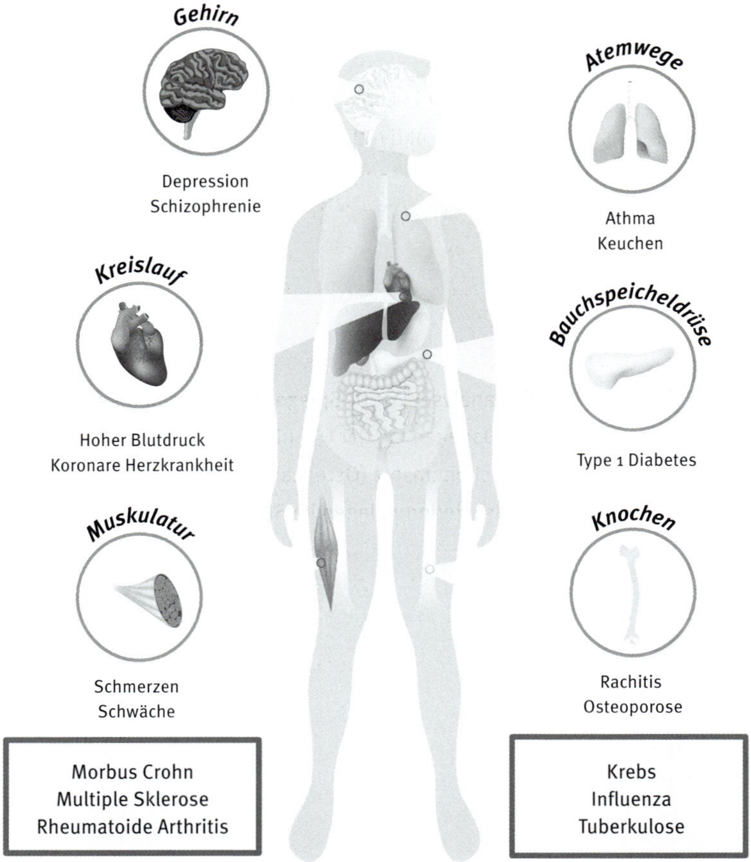

Vitamin D gehört zu den lebenswichtigen Bausteinen, die der menschliche Körper selbst herstellen kann. Streng genommen ist es deshalb gar kein Vitamin, sondern ein Hormon. Wenn genug Sonne scheint und der Mensch seiner Haut ein wenig Chance lässt, überhaupt Kontakt mit der Sonne aufzunehmen, kann der Körper 80 bis 90 Prozent des benötigten Vitamins selbst produzieren. Der kleinere Teil kommt über die Nahrung – hier vor allem über die Lebensmittel, die kaum jemand in ausreichender Menge isst: fetter Fisch (Makrele, Hering, Lachs, auch Lebertran), Pilze, Eigelb.

Wenn wir von Vitamin D sprechen, meinen wir eigentlich mehrere fettlösliche Verbindungen. Vitamin D_2 (Ergocalciferol) ist eine davon. Der menschliche Körper baut D_2 in die wirksamere Form Vitamin D_3 (Cholecalciferol) um. Dieses D_3 wird dann wiederum in der Leber und in der Niere umgewandelt in Calcitriol, das sofort biologisch aktiv ist. Das ist die eine Möglichkeit. Die andere Möglichkeit des Körpers ist, Vitamin D_3 über längere Zeit auf Vorrat einzulagern in Form von 25-Hydroxy-Vitamin-D (Calcifediol).

Wie hängen Vitamin-D-Status und Winterwohlbefinden zusammen?

Um das herauszufinden, ist ein Team um Peter Vestergaard[51] von der dänischen Universität Aarhus sieben wilden Braunbären auf den Pelz gerückt. Sie nahmen den Bären während des Sommers und während des Winterschlafs Blut ab. Ergebnis der Laboranalyse: Der D_3-Spiegel war im Sommer signifikant höher als im Winter. Dagegen lag der D_2-Spiegel im Winter höher als im Sommer. Biomarker für Knochenumsatz (Osteocalcin) und für den Umsatz in Bindegeweben und Muskeln wiederum lagen im Sommer höher.

Da überwinternde Braunbären trotz körperlicher Inaktivität keine Osteoporose entwickeln, können wir uns jetzt fragen: Bekommen wir auch keine, wenn auch wir im Winter für hohe D_2-Spiegel sorgen?

Weitergedacht: Dient möglicherweise der sinkende Vitamin-D_3-Spiegel im Herbst dazu, uns winterschläfrig zu machen? Langsam? Kohlenhydrathungrig? Damit wir im Haus ganz ruhig durch den Winter kommen? Und heißt das, dass wir mit D_3 gegensteuern können?

**Stimmung runter heißt nicht immer Depression.
Oft ist nur Winter. Und Vitamin-D-Mangel.**

Mängel ausgleichen. So geht's

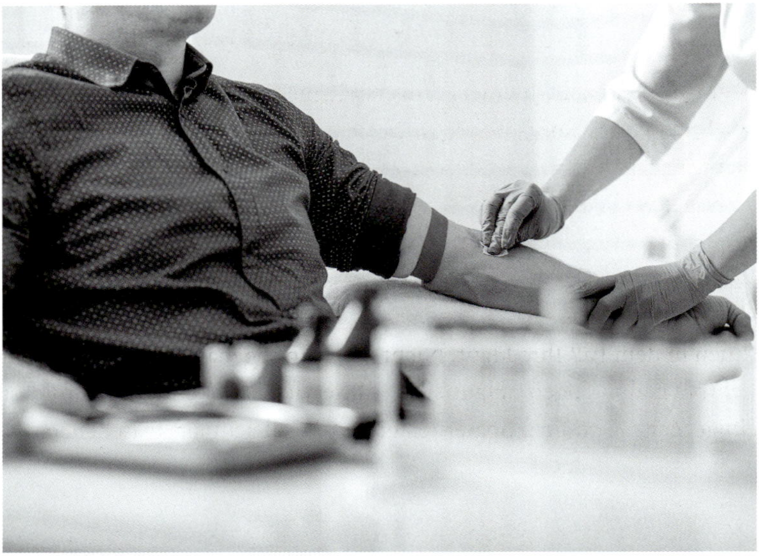

»Wer heilt, hat recht«, sagte der Zahnarzt. Stimmt. Wie sonst sollte man medizinische Behandlung beurteilen? Aber lassen Sie mich aus einem aufregenden Brief zitieren:

»Mit vier Fläschchen Multivitamin täglich ist meine Neurodermitis viel, viel besser geworden. Ist nicht komplett weg, aber viele Hautstellen sind plötzlich völlig symptomfrei. Bin in den letzten Wochen keinmal wegen Juckerei nachts aufgewacht, das ist suuuper. Und ich bin happy.

Ich war im Skiurlaub mit meinem Zahnarzt, ein guter wie ich meine, bin sein Patient. Vorsicht, Vorsicht, meinte der, länger als eine

Woche eine Ampulle geht schwer auf die Leber. Habe dann engagiert die Fakten genannt: Sieben Jahre täglich ein Multivitaminfläschchen, seit kurzem 4-mal am Tag. Leberwerte top: Da hat er nur ungläubig geguckt, aber zugegeben: ›Wer heilt, hat recht.‹ Dem ist nix hinzuzufügen.«

Neurodermitis. In meiner Universitätsmedizin praktisch unheilbar. Weiß ich von meinem Sohn. Ist ja auch völlig korrekt. Wenn aber die Haut gesund ist, wenn es nicht mehr juckt, wenn man nachts nicht mehr aufwacht … dann mag zwar die Neurodermitis nicht geheilt sein, aber dem Patienten ist geholfen. Und nur darauf kommt es an.

Mir sagt dieser Brief etwas ganz anderes: Sie brauchen oft sehr viel mehr Vitamine als vermutet. Wie viel Vitamine Sie brauchen, verrät Ihnen in dem Fall Ihre Haut. Nicht ich, kein sogenannter Experte, kein Lehrbuch. Ihre eigene Haut sagt: »Bitte vier Fläschchen!« Zumindest einige Zeit. Auffüllen. Später reicht dann vielleicht ein Fläschchen.

Vitamine. Ja, so viele.

Lange meinten wir in Deutschland, alles besser zu wissen. Wir hatten die Wahrheit gepachtet. Und für dieses »wir« haben wir deutsche Behörden geschaffen. Zum Beispiel das Bundesinstitut für Risikobewertung (BfR), deren Beamten uns sagen, wie wir unser Leben zu gestalten haben.

Dann sickerte internationales Wissen durch deutsche Grenzen. Heute berücksichtigen die vom BfR vorgeschlagenen Höchstmengen die Werte, die von der Europäischen Lebensmittelbehörde (EFSA) festgelegt wurden. (Details zu allen Werte: https://www.bfr.bund.de/de/bewertung_von_vitaminen_und_mineralstoffen_in_lebensmitteln-54416.html. Oder bei Google suchen: »Höchstmenge Vitamine BfR«.)

Vitamine und weitere Parameter

Lassen Sie den Spiegel der für Sie relevanten Vitamine in Ihrem Blut messen. Viele verborgene Krankheiten hängen mit einer mangelhaften Versorgung mit den Vitaminen B_1 (Thiamin), B_9 (Folsäure), B_{12} (fehlt fast immer bei vegetarischer oder veganer Ernährung) und D_2/D_3 (entscheidend bei Fatigue) zusammen.

Name	Wertebereich	Bedeutung
Vitamin A	500 – 1100 µg/l	Schützt als Antioxidans jede Zelle. Vermindert Infarkt (zusammen mit Vitamin C).
Vitamin B_1	40 – 100 µg/l	Treibstoff für das Gehirn. Steigert die Gedächtnisleistung, Lernfähigkeit und Konzentration. Mangel macht dement.
Vitamin B_2	150 – 200 µg/l	Verbessert den Schutz vor freien Radikalen, wichtig für die Energieproduktion in der Zelle, am Kohlenhydrat- und Fettstoffwechsel beteiligt.
Vitamin B_6	100 – 200 µg/l	Arbeitet direkt am Muskel. Es dirigiert die einzelnen Aminosäuren zu Muskeln, Nerven und Immunsystem. Mit seiner Hilfe entsteht auch Dopamin und Serotonin.
Vitamin B_9 *Folsäure*	15 – 25 µg/l	Reguliert die Zellteilung, wichtig für die Gewebe- und Blutbildung, verhindert Arteriosklerose durch den Abbau des eigenen Risikofaktors Homocystein.
Vitamin B_{12} *Cobalamin*	1000 – 2000 pg/ml	Wichtig für Zellwachstum und Zellteilung, ebenso für die Blutbildung. Zu wenig Cobalamin macht vergesslich, müde und dick.
Vitamin C	20 – 30 mg/l	Wichtig für Immunsystem, gute Laune und Fettverbrennung. Stimuliert in der Nebenniere Noradrenalin.
Vitamin D *25-OH-Chol.*	40 – 80 ng/ml	Wichtigstes Vitamin, eigentlich Hormon: Immunsystem, Krebsabwehr, Herz. Wirksam gegen Autoimmunkrankheiten.
Vitamin E	20 – 30 mg/l	Verringert Krebsrisiko, Antioxidans an der Zellmembran, schützt nachweislich und entscheidend vor Arteriosklerose.
Vitamin K	200 – 1000 ng/l	Wichtig für die Blutgerinnung. Vitamin wird auch von Darmbakterien gebildet.
DAO *Diaminooxidase*	3 – 10 U/ml: Histaminintoleranz wahrscheinlich › 10 U/ml: Histaminintoleranz wenig wahrscheinlich	Vieldeutig: Häufig Blähungen, aber auch Juckreiz, Kopfschmerz, Schwindel, Müdigkeit, Schlafstörung.
Gliadin-AK	IgA ‹ 25 RE/ml IgE ‹ 25 RE/ml	Falls knapp erhöht, Blähungen. Deutlich erhöht führt es zur Zerstörung der Dünndarmschleimhaut. Nennt sich Sprue oder Zöliakie.

Aminosäuren. Die Fit- und Immunmacher

Rechts finden Sie die Normalbereiche, gemessen in meiner Praxis bei hochzufriedenen, gesunden, leistungsstarken Eltern, Managern, Sportlern. (Und nicht, wie in anderen Laboren üblich, bei normalen Nur-fast-Gesunden.)

- Werte unter dem Mittelwert sind »Schwachstellen«.
- Liegen Ihre Werte über dem Mittelwert, erleben Sie Heilung.
- Liegen Sie am oberen Grenzwert, fängt das Leben an.

Aminosäuren	Ihr Wert	Sollbereich (µmol/l)	Mittelwert	Kommentar
Leucin		110–217	164	BCAA: Ausdauer
Isoleucin		58–117	88	BCAA: Ausdauer
Valin		206–317	262	BCAA: Ausdauer
Methionin		25–40	33	Virusabwehr Krebsgene
Lysin		139–240	190	Virusabwehr
Phenylalanin		51–109	80	Antrieb
Tryptophan		36–125	81	Stimmung Depression
Threonin		118–210	164	Gefäßinnenwand
Arginin		110–180	145	Durchblutung Blutdruck
Histidin		60–110	85	Sauerstofftransport
Taurin		54–170	112	Fettverbrennung Ausdauer

Mineralstoffe, Spurenelemente und Schwermetalle

(m = Männer; w = Frauen)

Name	Wertebereich	Bedeutung
Ferritin	m: 120 – 400 ng/ml w: 60 – 160 ng/ml	Eisenspeicher im Blut, Spiegel der Eisenreserven, Maß für die Sauerstoffversorgung der Muskulatur, auch des Herzens.
Natrium	134 – 150 mmol/l	Stabilisiert den Kreislauf, aktiviert Enzyme.
Kalium	3,8 – 5,6 mmol/l	Das Leistungsmineral. Muskuläre Kontraktionskraft besonders des Herzens. Senkt den Blutdruck.
Kalzium	2,25 – 2,62 mmol/l	Steuerung der Muskelkontraktion, der Blutgerinnung, nötig für den Knochenaufbau.
Magnesium	0,90 – 1,1 mmol/l	Das Salz der inneren Ruhe, das Salz der Belastbarkeit. Bestimmt die Anzahl der Kraftwerke (Mitochondrien) in der Zelle.
Kupfer	700 – 1500 µg/l	Wichtig für die Zellatmung, also Sauerstoffversorgung der Mitochondrien. Wichtig für die Blutbildung.
Zink	780 – 1200 µg/l	Der entscheidende Faktor für den Aufbau körperlichen Eiweißes. Zink regelt den Testosteronspiegel, also die sexuelle Aktivität des Mannes.
Lithium	2 – 30 µg/l (essentiell)	Anti-Aging; stimuliert FOXO-Proteine. Schützt Gehirnzellen, wirkt antidepressiv.
Phosphat	2,5 – 5,0 mg/dl	Wesentlich zur Speicherung und Produktion der Energie in der Zelle. Wird im Sport eingesetzt, um die Ausdauerleistung – geistig wie körperlich – zu erhöhen.
Mangan	0,2 – 5 µg/l	Wesentlicher Bestandteil von antioxidativen Enzymen in der Zelle. Hält jede Körperzelle länger jung durch Schutz der Telomere (Endstücke der Chromosomen).
Chrom	0,2 – 5 µg/l	Bestandteil des Glukose-Toleranz-Faktors. Chrom in der richtigen Menge erhöht die Fettverbrennung um den Faktor 4.
Selen	150 – 200 µg/l (WHO)	Unverzichtbar für innere Dynamik, Antioxidans in der Zelle. Senkt das Krebsrisiko.
Blei	‹ 50 µg/l	Schwermetall, giftig für Nerven und Knochen. Enthalten in Nahrungsmitteln, insbesondere im Fisch.
Kadmium	‹ 1 µg/l	Giftig für die Nieren. Besonders im Tabak enthalten.
Quecksilber	‹ 2 µg/l	Giftig für Nieren und Leber. Verursacht auch Übelkeit und Schwindel.
Aluminium	‹ 20 µg/l	Gift fürs Gehirn. Ist als Farbstoff (E173) im Einsatz.

Hormone

Name	Wertebereich	Bedeutung
freies Testosteron	Mann: 18 – 39 J.: 8,8 – 27 pg/ml 40 – 59 J.: 7,2 – 23 pg/ml 60 – 80 J.: 5,6 – 19 pg/ml Frau: 18 – 39 J.: bis 2,57 pg/ml 40 – 59 J.: bis 2,03 pg/ml 60 – 80 J.: bis 1,55 pg/ml	Männliches Keimdrüsenhormon, aber auch im weiblichen Hormonhaushalt unentbehrlich. Steht für inneren Impetus, Dynamik, »Pep«. Gut ist, wenn man im oberen Normbereich liegt. Testosteron baut Muskeln auf und schlechte Laune ab. Zu wenig Testosteron macht lustlos, müde, depressiv. Zu viel davon macht aggressiv. Auch ein Leistungsparameter.
Cortisol	‹ 100 ng/ml	Hauptstresshormon im menschlichen Körper, erhöhte Spiegel zerstören den Körper, z.B. das Immunsystem, den Knochen, das Gehirn.
IGF I	70 – 490 ng/ml	Insulin-like Growth Factor 1. IGF I ist das »messbare, aussagekräftigste« Folgeprodukt des Wachstumshormons HGH. Mit das wichtigste Anti-Aging-Hormon. HGH baut Fett ab, Muskeln auf, hält jede Zelle jung. Zu wenig IGF I ist gleichbedeutend mit einem Mangel an Wachstumshormon HGH.
Freies T_3	2,0 – 4,4 pg/ml	Reguliert die Schilddrüsenaktivität, fördert den »Zünd-funken« für die Fettverbrennung in der Zelle. FT_3 ist das aktive Hormon.
Freies T_4	0,9 – 2,0 ng/dl	Speicherform des Schilddrüsenhormons
TSH	0,27 – 4,2 µIU/ml	Hypophysenhormon, stimuliert die Schilddrüse

Fettsäuren

Omega-3-Index: 8 bis 11 %

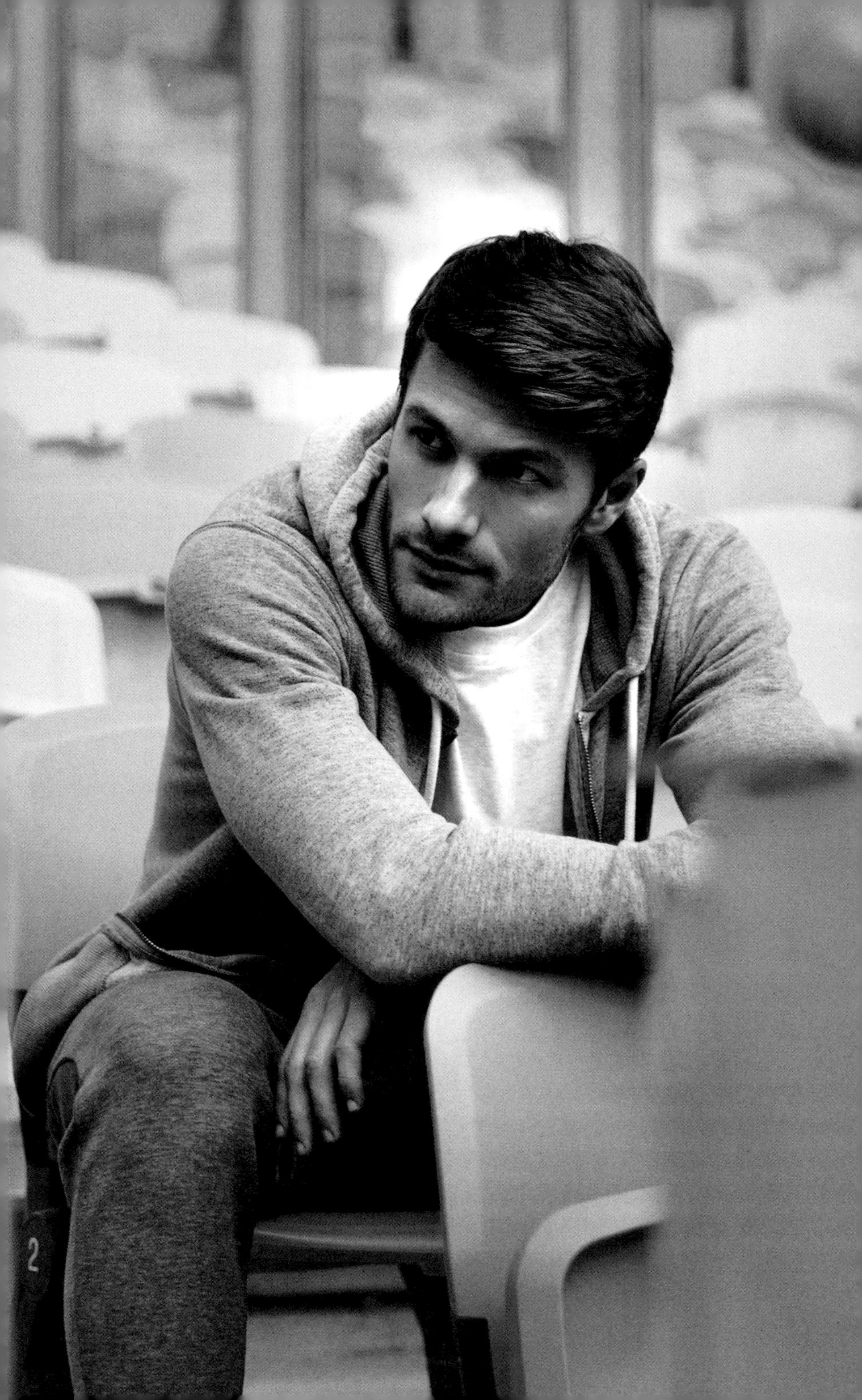
2

III Diagnose: Verborgene Entzündungen

Silent Inflammation, verborgene Entzündungen, rücken in den Fokus der internationalen Medizin. Höchste Zeit, denn das Leid ist groß. Seit der Corona-Pandemie sind noch mehr Menschen betroffen von der unendlichen Müdigkeit, von kognitiven Problemen, von Schmerzen. Die gute Nachricht: Auch hier lässt sich Heilung anstoßen.

Schwelbrand im Körper

Zwei Drittel der Männer und die Hälfte der Frauen in Deutschland sind übergewichtig. Ein Viertel der Erwachsenen beider Geschlechter sogar sehr (»adipös«). Viele Menschen sind also übergewichtig. Und die wenigsten wissen, dass in jedem dicken Bauch eine chronische Entzündung sitzt. Und die kann einem Menschen das Leben vermiesen. Auch hinter ADHS steckt oft keine ominöse »Krankheit«, sondern eine Nervenentzündung. Wie es Menschen mit verborgenen Entzündungen geht, und welches Kraut dagegen gewachsen ist, zeigen folgende Fälle.

Zwei Alarmanlagen im Kopf. 30 Kilo Speck. Wie hängt das zusammen?

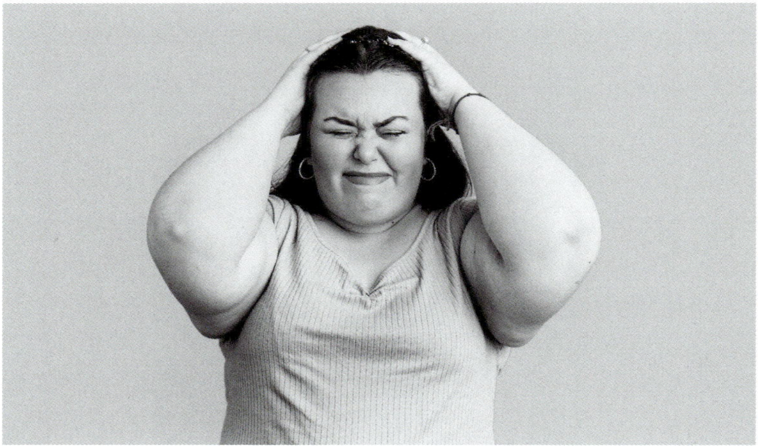

Schwere Depression. Klinikaufenthalt. Einnahme von Antidepressiva und Tavor (ein Beruhigungsmittel gegen Angst). Dann passiert, was meistens passiert: Sie nimmt zu. Immer mehr. Noch mehr. 30 Kilo. Und das als ehemalige Hochleistungssportlerin der DDR. Plötzlich pfeift es in ihrem Kopf. Höllisch laut. Tinnitus beidseits, Hörverlust, sie wird mit Hörgeräten versorgt. Das permanente Pfeifen macht sie unruhig. Sie fühlt sich innerlich getrieben, findet keinen Schlaf mehr.

Tiefschlaf ist Heilschlaf. Wer nicht schläft, kann nicht heilen. Prompt Entzündungen: drei Mal Mittelohrentzündung, jedes Mal kuriert mit Antibiotika. Kieferhöhlenentzündungen, behandelt mit Penicillin. Zahnfleischentzündung. Allergische Reaktionen. Ständig Kopfschmerzen, Gelenk- und Knochenschmerzen – jede Bewegung ein einziger Schmerz. Eine einzige Abwärtsspirale.

Doch sie ist hart im Nehmen. Gibt nicht auf. Klagt nicht. Begibt sich auf die Odyssee von Arzt zu Arzt. Sucht weiter, liest weiter, schreibt mir:

»Ihre Lektüre Tinnitus/ Hörverlust habe ich mehrfach gelesen. Danke dafür. Bin jetzt bei 3 g Magnesium, dazu Kalzium, Tryptophan zum Schlafen aktuell 7 g + GABA 3,5 g. Schlafe zumindest 5–6 Stunden. Ein Anfang!

Ich friere nicht mehr so viel. Körpertemperatur jetzt bei 36 Grad. Vorher 35 Grad. Eisen scheint anzuschlagen. Keine Entzündung der Ohren mehr. Keine Kopfschmerzen, keine Muskel- und Knochenschmerzen mehr.

Bleibt die Antriebslosigkeit.«

Sie alle wissen inzwischen um molekulare Therapie Bescheid. Blutanalysen, zielgerichtete Substitution. Das Wort »zielgerichtet« ist entscheidend. Was nicht fehlt, braucht man nicht aufzufüllen.

»Low Carb funktioniert – an vielen Tagen auch No Carb. Ich habe mit Nordic Walking angefangen. Gewichtsabnahme in vier Monaten 12 kg. Auch ein Fortschritt.

Entspannung ist ein Fremdwort für mich – suche noch nach einem Einstieg in die Meditation – mit zwei Alarmanlagen im Kopf schwierig.«

Haben Sie die ersten Sätze noch im Kopf? Diese Patientin war Leistungssportlerin. Harte DDR-Schule. Ihr hochtrainierter, muskulöser, sehr gut durchbluteter Körper bot eigentlich alle Voraussetzungen für ein fittes, gesundes, glückliches Leben. Was lernen wir? Es kann jeden von uns erwischen. Habe ich persönlich erlebt. Hatte ich auch nie für möglich gehalten. Und was dann?

Glücklich ist der Mensch, der sich vorbereitet hat. Glücklich der Mensch, der weiß, was tägliche Bewegung, tägliche Meditation heißt. Glücklich der Mensch, der ein optimiertes Immunsystem besitzt. Und der hoch verarbeiteten Supermarktfraß dort abzuladen gelernt hat, wo er hingehört: im Mülleimer.

Die Weichen für die Zukunft stellen Sie heute. Noch einmal: Heute. Jetzt. Im Moment. Jeden Tag sorgen Sie dafür, dass Sie nicht in das tiefe Loch stürzen. Als ein wichtiges, tägliches, präventives Rettungselement scheint mir immer wichtiger die Idee des

Intervallfastens.

Das bedeutet: bewusster essen, bewusster leben. Mental also nicht mehr so … vor sich hin trödeln, und dann unvorbereitet in das oben geschilderte tiefe Loch stürzen. Für den Körper bedeutet es, Herr der Lage zu bleiben. Das kann selbst ein hochtrainierter Körper nicht mehr, wenn er seine Schutzfunktionen verloren hat: Stichwort 30 Kilogramm Gewichtszunahme.

Mit Schutzfunktion meine ich die Fähigkeit unseres Körpers, nach jeder Nahrungsaufnahme – jedes Essen ist für den Köper zunächst einmal ein Fremdkörper – in Ruhe zu verdauen und mögliche Entzündungen auszuheilen. Tatsächlich wissen wir heute, dass bestimmte Nahrungsmittel Entzündungen begünstigen oder sogar auslösen:

- Zucker
- Weizenmehl
- Omega-6-Fettsäuren

Wenn Sie also abends um 23 Uhr Fernseh-Fast-Food knabbern und morgens um 6 Uhr Weizenbrötchen frühstücken, schleppen Sie mögliche Entzündungen den ganzen Tag mit sich herum. Deshalb kann Intervallfasten sinnvoll sein: 8 Stunden essen (zum Beispiel zwischen 10 und 18 Uhr), dann 16 Stunden nicht essen. So können sich Organe erholen, kann sich das Immunsystem zurück in seine gesunde Balance schwingen.

Je mehr entzündungsfördernde Kohlenhydrate (Zucker) und Fette (Omega 6) Sie zu sich nehmen, ohne sich gleichzeitig mit antioxidativ wirkendem Essen und Trinken zu versorgen, desto mehr verborgene Entzündungen entwickelt Ihr Körper. Zu antioxidativ wirkenden Nahrungsmitteln zählen

- Fermentierte Lebensmittel: Sauerkraut, Kimchi, Kefir, Kombucha
- Gemüse: Brokkoli, Paprika, Spinat
- Lauch- und Zwiebelgemüse, Knoblauch
- Obst: Beeren, Ananas, Zitrusfrüchte
- Fettreiche Nahrungsmittel wie Fisch, Fleisch, Eier, Butter
- Proteinhaltiges wie Geflügel, Fleisch, Fisch

16 Stunden ohne Nahrungsaufnahme sind kinderleicht, wenn man ständig satt ist. Da frage ich mich: Gilt Eiweißpulver in Wasser als Nahrungsaufnahme? Denn solch ein Shake, mehrmals gelöffelt, könnte die 16 Stunden natürlich leicht überbrücken. Oder ein Ei. Oder zwei. Oder drei.

Eiweiß ist aus Aminosäuren gebaut, und die wirken ganz klar *gegen* Entzündung: Sie liefern Bausteine für das Immunsystem; Proteine wie DEL-1[52] regulieren die Immunabwehr sogar direkt. *Hochwertiges* Ei oder Fleisch (viel Omega 3, wenig Omega 6) oder Eiweiß *pur* (Shake, Kapsel) befeuern Entzündung *nicht*. (Bei Billigfleisch, Billigmilch sieht das anders aus.)

Ob Sie nun mit Eiweißextras über die Runden kommen oder nicht – klar ist: Intervallfasten hilft, das Gewicht zu halten oder sogar abzunehmen. *Und* Eiweiß hilft beim Abnehmen. Eiweiß zehrt. (Mehr dazu in *Die Amino-Revolution*, Heyne.)

Und damit kommen wir zu einem weiteren Auslöser verborgener Entzündungen: Bauchfett. Was viele Menschen, wohl gerundet, das Leben und den Wein genießend, vergessen: Fettzellen produzieren unablässig massiv Entzündung. Deshalb sind übergewichtige Menschen so oft betroffen von

- Diabetes
- Herzinfarkt
- Schlaganfall

Je dicker der Bauch, desto fetter die Entzündung

Einer der gefährlichsten Entzündungsherde im menschlichen Körper ist Bauchfett. Das sind die Gründe[53]:

- Fettzellen (Adipozyten) besonders am Bauch sterben ständig ab, weil sie nicht ausreichend mit Sauerstoff versorgt werden können (sterbende = nekrotische Adipozyten).
- In umfangreichem Bauchfett kommt es außerdem zu Adipozytenhypertrophie: Die Zahl der Fettzellen wächst nicht. Aber die Fettzellen, die da sind, blähen sich immer dicker auf. Wie zu dick aufgeblasene Luftballons werden sie irgendwann instabil und zerreißen (Zellruptur).
- Auf die sterbenden Zellen reagiert der Körper wie auf einen fremden Erreger: *Mit einer massiven Immun- und Entzündungsantwort*: *T-Zellen*

erkennen körpereigene Müllhalden und fremde Eindringlinge und vernichten diese direkt, oder sie aktivieren ***B-Zellen***. Diese wiederum produzieren spezifische Antikörper – für jeden Störenfried eine passende Handschelle. ***Neutrophile*** spalten Eindringlinge mit Spezialenzymen auf, Fresszellen (*Makrophagen*) räumen den Müll weg.

- *Adipozytokine* sind biologisch aktive Stoffe, Entzündungsfaktoren, die ausschließlich in Fettzellen gebildet werden. Je größer das Übergewicht, desto schlimmer die verborgene Entzündung.

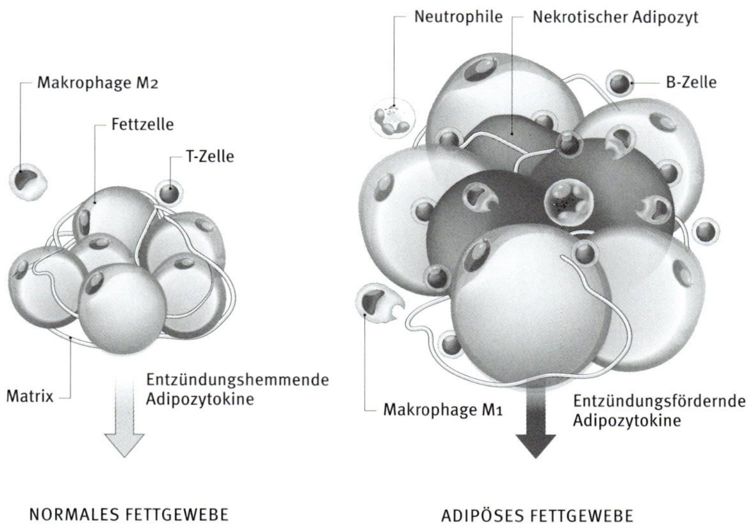

Entzündung provoziert das Immunsystem. Und Immunreaktionen verbrauchen sehr viele Lebensbausteine – vor allem Aminosäuren und Vitamine. Die stehen für andere Prozesse dann nicht mehr zur Verfügung. Zum Beispiel für den Bau von Glückshormonen.

Fix und fertig? Dahinter steckt Entzündung. Intervallfasten und Aminos helfen.

Chronische Rachenentzündung. Als topfitter Sportler?

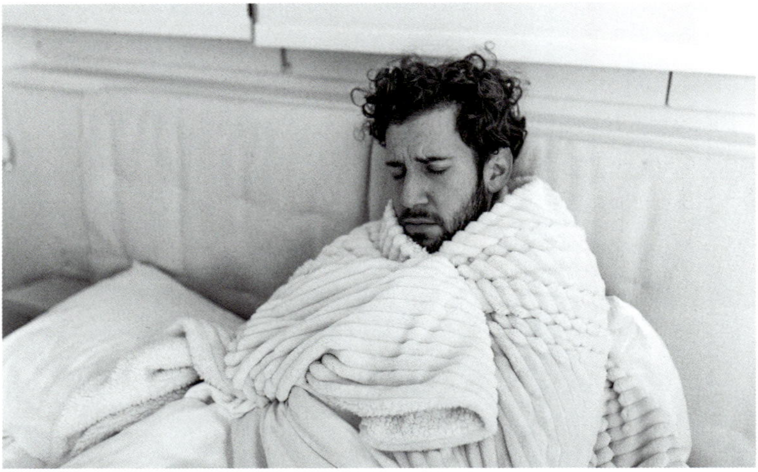

Hatte Churchill doch recht mit seinem Satz »Sport ist Mord«? Das kommt mir bei folgendem Fall in den Sinn: Leichtathlet, Leistungssportler, 20 Jahre alt und spezialisiert auf die härteste Disziplin: Mittelstrecke. Heißt: sprinten wie auf Kurzstrecke, aber acht Mal so lang. 800 Meter. Mörderisch.

Der junge Läufer schreibt mir, er sei »nicht mehr zum Sport in irgendeiner Form fähig«. Klingt recht drastisch. Auffällig war, dass es dem Sportler gelungen ist, sein Problem in nur wenigen Zeilen zusammenzufassen – statt auf den eng bedruckten vielen Seiten, die ich meistens bekomme:

»Ich habe seit Monaten wöchentlich grippale Infekte, eine chronische Rachenentzündung und vieles mehr. Habe vieles versucht, 50 bis 100 Ärzte besucht, niemand konnte mir helfen. Habe auch viele, viele Blutbefunde. Ich bin nicht fähig, am alltäglichen Leben teilzunehmen und war in den letzten 7 Wochen mit Infekten 5 Wo-

chen krankgeschrieben. Ich bin ehemaliger Leistungssportler (im Bereich der Leichtathletik), mittlerweile aber nicht mehr zum Sport in irgendeiner Form fähig. Trotz Nahrungsergänzungsmitteln, trotz Low Carb.«

Da ist jemand am Ende. Kennen wir sonst nur von über 80-Jährigen, oder? Oder als Folge einer Corona-Infektion, oder? Ich stutze bei seiner Anmerkung »50 bis 100 Ärzte«. Das wirft ein trauriges Licht auf unsere Medizin. Als ich »viele, viele Blutbefunde« lese, rattert mein Hirn. Was wurde da gemessen? Was nicht?

Gemessen wurden die Werte für Zink (guter Spiegel, ungewöhnlich). Außerdem Vitamin D (guter Spiegel, noch ungewöhnlicher). Epstein-Barr-Virus-Titer (der Biomarker, der eine nicht überstandene, also verborgene EBV-Infektion anzeigt; Werte in Ordnung). All das hätte ich so nicht erwartet. Und was kam schließlich raus?

Das Immunsystem lag am Boden. Funktionierte nicht. Weil diesem Sportler viele, viele wichtige Bausteine fehlten: Aminosäuren. Das war's auch schon. Fall gelöst. Bleibt also abzuwarten, wie lange es dauert, bis der Mann endlich seine neue Bestzeit über 800 Meter läuft. (Die Amino-Dosis bestimmen Sie selbst – ich gebe nur Empfehlungen.) Und es bleibt die Frage: Was haben nun Aminosäuren mit dem Immunsystem zu tun?

Glutamin stellt das Immunsystem scharf

Muskeln sind der größte Aminosäurepool des Körpers. Sie sind der Hauptversorger des Immunsystems. Bizeps, Beinmuskeln, Waschbrettbauch stellen vor allem die wichtige Aminosäure Glutamin her: den Hauptbaustoff und auch Brennstoff Ihrer Immunzellen. Diese nutzen zur Energieherstellung tatsächlich Glutamin (nicht: Zucker). Zu Krankheitszeiten wird fünf- bis zehnmal so viel Glutamin mehr als sonst aus den Muskeln geholt und zu den Immunzellen transportiert. Die logische Folge nach langen, nach häufigen Krankheiten: Glutaminmangel. Fehlt Glutamin, fallen die Aktivitäten der Fresszellen und Killerzellen ab und damit ihre Fähigkeiten, Viren und Bakterien zu bekämpfen und aufzufressen. Das Immunsystem macht schlapp. Was hilft: Ein Esslöffel Glutamin morgens und abends.

Das war die molekularmedizinische Erklärung. Wie richtig sie ist, zeigt das Experiment eines Intensivmediziner-Teams der Universität Eskisehir[54], Türkei. An der Studie nahmen 30 Patientinnen und Patienten mit systemischem Entzündungssyndrom (SIRS) teil. 15 von ihnen bekamen sechs Tage lang täglich eine Aminosäure-Infusion mit einer speziellen Glutaminergänzung (l-Glutamin 0,4 g pro Kilogramm Körpergewicht pro Tag). An Tag 1 und an Tag 6 wurden Blutproben entnommen. Ergebnis: In der Glutamingruppe fanden sich signifikant weniger Leukozyten und Killerzellen. Also weniger Entzündung. Es fanden sich außerdem etwas mehr Lymphozyten (B- und T-Lymphozyten, Helfer-T-Lymphozyten, zytotoxische T-Lymphozyten). Also ein stärkeres Immunsystem.

Weitere Studien[55] zeigen, dass Glutamin noch viel mehr kann. Es

- verhindert krankheitsbedingte Löcher im Darm (Leaky Gut),
- verhindert Muskelabbau,
- schützt vor septischem Schock (Endstation der Blutvergiftung), indem es den Abbau von Glutathion (besteht aus Glutaminsäure, Cystein, Glycin) verhindert und so den Zelltod reduziert,
- nach Operationen und bei Krebserkrankungen senkt Glutamin die Produktion entzündungsfördernder Zytokine,
- außerdem verringert Glutamin die Insulinresistenz.

Entzündung muss nicht chronisch sein.
Glutamin macht die Abwehr stark.

Er war 13 und ein Zappelphilipp. War es ADHS? Oder eine Nervenentzündung?

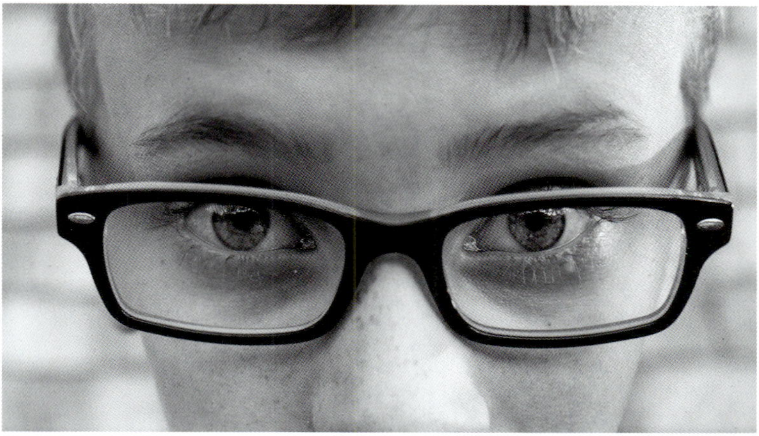

Wenn es um unsere Kinder geht, werden wir empfindlich. Ich auch. Wenn da irgendetwas erkennbar nicht stimmt, suchen wir Hilfe. Und wenn nicht gleich geholfen wird, fangen wir an zu pilgern … Von einer Adresse zur anderen. Von einem Arzt zum anderen. Von einem Krankenhaus zum anderen. So auch hier.

Es geht um einen Jungen, 13 Jahre, Konzentrationsschwäche. Angeblich ADHS. Angst. Auch Flugangst. Ganz offensichtlich stimmt bei dem Bub etwas nicht. Nun können Sie sich denken, was die Schulmedizin hier tut: Psychotherapie, Tabletten, oder mit der Schulter zucken.

Wir schauen uns das Blut an. Und finden die für ADHS typischen Schwachstellen. Löcher. Die werden gestopft. Zwei Monate später halte ich einen kurzen Brief in Händen. Von Papa und Mama:

> *»Dank Ihnen geht es unserem Kind so gut, dass es mir schwerfällt, dies in Worte zu fassen. Er ist nun ziemlich gewachsen, zudem aber ausgeglichen, viel konzentrierter, unternehmungslustig, freundlich und vor allem ist er auffallend fröhlich und zufrieden.«*

Da staune ich. Glauben Sie nur nicht, dass ich dies für selbstverständlich halte. Bei einem Kind! Wo wir alle, Sie und ich, besonders empfindlich sind. Und dann dieser Erfolg.

Je mehr Briefe über vermeintliche »Wunderheilungen« mich erreichen, desto deutlicher darf ich werden. Hier geht es nicht um Wunder. Es geht um einen neuen Blick auf den Menschen. Es geht um das neue Prinzip der Molekularmedizin:

**Den Menschen verstehen.
Statt die Diagnose wissen.**

Man muss nicht unbedingt wissen, *welches* Virus schuld ist. Man muss nicht wissen, ob die Nervenlähmung diese oder jene Ursache hat. Man muss nicht jeden Enzymdefekt oder Gendefekt ausforschen, wie wir das an der Uniklinik Erlangen tagtäglich getan haben. Man muss nicht den Menschen in kleine Scheibchen schneiden und wochenlang nach Spuren suchen. Oft vergeblich.

Muss man nicht. Wenn man die »Krankheit« (auch wenn man deren Namen nicht kennt) einfach abstellt … hat man das Ziel bereits erreicht. So auch beim sogenannten Zappelphilipp. Bei ADHS. Ich muss nicht wissen, wer oder was an diesem Zustand Ihres Kindes schuld ist. Ich muss etwas tun als *praktischer* Arzt. Die Praxis zeigt: Heben wir den Magnesiumspiegel an, haben wir in der Regel gewonnen. Die Forschung bestätigt unsere Erfahrung:

Ein Team[56] des Fachbereichs Familienmedizin der polnischen Pomeranian Medical Academy, Szczecin, untersuchte 50 Kinder mit ADHS im Alter zwischen 7 und 12 Jahren. 25 von ihnen bekam ein halbes Jahr lang täglich 200 mg Magnesium. Nach sechs Monaten waren die im Blut und in den Haaren messbaren Magnesiumspiegel angestiegen. Die Hyperaktivität der Kinder wurde mit drei unterschiedlichen Skalen gemessen. Ergebnis: signifikante Verbesserung. Diese Erkenntnis ist hochrelevant – und schon 15 Jahre alt. Heute wissen wir mehr. Auch

Zink[57] hilft gegen ADHS. Zink wirkt gegen Entzündung. Was uns zur nächsten Erkenntnis führt:

ADHS kann eine Entzündung sein.

Eine Entzündung des Nervensystems. Entzündete Nerven – wenn ich mir das vorstelle, wird mir ganz anders. Da kann man doch nur noch weglaufen oder zuschlagen wollen. Da kann man doch nur hibbelig sein, sich auf nichts mehr konzentrieren. Von bakteriellen Nervenentzündungen im Gehirn ist längst bekannt, dass sie zu Wahnvorstellungen und Aggressivität führen können. Genauso zeigt sich ADHS.

Dachten sich auch Geoffrey Dunn, Joel Nigg und Elinor Sullivan von der Universität Oregon[58], USA. Das Forscherteam setzte sich zusammen und wertete eine Menge Humanstudien und Tiermodelle aus. »Auch wenn sie noch unvollständig sind«, schreiben sie in ihrer Studie, sprechen die Hinweise »für eine mögliche Rolle der Neuroinflammation in der Pathophysiologie von ADHS«. Sollte sich ein solches Bild bestätigen, wäre das der Weg zu neuen Interventionsmöglichkeiten.

In der Tat ein neues Bild: Die Verhaltensauffälligkeiten bei ADHS kämen gar nicht vom schlechten Elternhaus, von Überforderung oder traumatischen Kindheitserlebnissen, es wären ganz handfest »die Nerven«! Doch woher kommen die Entzündungen?

Zum einen deuten Studien darauf hin, dass Autoantikörper (also Antikörper, die sich dummerweise Weise gegen den eigenen Körper richten) und entzündungsfördernde Zytokine die Plazentaschranke überwinden und die Entwicklung des Babygehirns stören. Außerdem zeigen Metaanalysen, dass autoimmunkranke Mütter besonders häufig Kinder haben, die später eine Störung im Autismus-Spektrum entwickeln. Daraus ergibt sich die Annahme, dass das Risiko für ADHS ebenfalls steigt? Eine aktuelle Kohortenstudie aus Australien zeigt genau das: Es gibt einen signifikanten Zusammenhang zwischen jeglicher

Autoimmunerkrankung der Mutter und einer ADHS-Erkrankungen beim Kind. Ob dahinter eine gemeinsame genetische Störung liegt oder ob nur die Immunstörung der Mutter ADHS auslöst, ist noch nicht geklärt.[59]

Auch Stress löst Entzündungen aus. Immer. Nun zeigt eine Studie aus Dänemark, dass psychischer Stress in der Schwangerschaft das ADHS-Risiko des Kindes drastisch erhöht. Dreijährige Jungen von Müttern, die den unerwarteten Tod eines Kindes oder eines Ehepartners verkraften mussten, hatten ein um 72 Prozent (!) erhöhtes Risiko für ADHS. Hatten Mütter in den sechs Monaten vor der Schwangerschaft oder während der Schwangerschaft ein Kind oder einen Ehepartner verloren, verdoppelte sich bei den Jungen das ADHS-Risiko.[60]

Ein erhöhtes Risiko für ADHS haben auch Kinder, die in ihren ersten Lebensmonaten und Jahren selbst unter Stress standen: Sei es, weil sie in einer unsicheren Umgebung aufwachsen, weil sie seelisch oder körperlich misshandelt oder vernachlässigt wurden. Manchmal haben aber auch wohlbehütete Kinder ADHS.

Nikotin macht Kinder zappelig

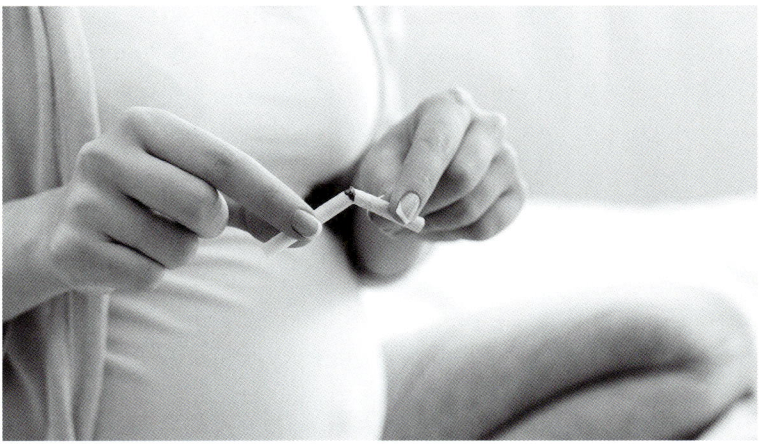

Nikotin ist ein Stoff, der zu Entzündungsreaktionen führt. Mütter, die in der Schwangerschaft rauchen, riskieren ein erheblich erhöhtes ADHS-Risiko bei ihrem Kind. Eine aktuelle Studie aus Finnland zeigt: Je höher die Nikotin-Dosis, desto größer das ADHS-Risiko.[61]

Kennen Sie Jens Voigt? Für mich der zweitbeste deutsche Profi-Radrennfahrer. Pure Kraft. Urgewalt. Ein Muskelberg. Ein unerschöpflicher Motor. Nebenbei Halter des Stunden-Weltrekords. Wussten Sie, warum der so gut radelt?

> *»Weil mein Vater wollte, dass ich in der Schule nicht so viel Ärger habe. Ich war damals ein wildes Kind, war zu zappelig. Moderne Bezeichnungen wie ADHS gab es damals nicht. Über den Bewegungsdrang bin ich zum Sport gekommen. Und dann kam jemand und hat mich als Zehnjährigen gefragt: Willst Du dieses nagelneue, glänzende Fahrrad haben? Wie konnte ich da nein sagen« (Tour[62] 10/2006, S. 42).*

Kurz: Sie können Ihre Zappelphilippe von Pontius zu Pilatus schleppen oder ihnen aufs Pferd helfen. In dem Fall aufs Rad. Vorbilder sind DDR und USA. Beide haben eine völlig andere Sport-Körper-Kultur. Betonung liegt auf »Kultur«.

Manchmal ist es nicht ADHS.
Sondern: Entzündung.

Wenn sich der Körper selbst bekämpft

Dass das menschliche Immunsystem den eigenen Organismus attackieren könnte, hielt der berühmte Immunologe und Nobelpreisträger Paul Ehrlich (1854 bis 1915) für völlig ausgeschlossen. Heute ist klar: Etwa 4,5 Prozent[63] aller Menschen leiden unter Autoimmunerkrankungen. Und es werden immer mehr.

Seit Monaten – genauer: seit Corona – messe ich immer mehr Autoimmunkörper in Ihrem Blut. Das gab's früher nicht. Nicht in diesem Ausmaß. So etwas passiert, wenn ein angeknackstes, menschliches Immunsystem versucht, eine Virusinfektion abzuschmettern. Wenn es also jede Menge erwünschte Antikörper gegen dieses Virus entwickelt, versehentlich aber zusätzlich sehr unerwünschte, schädliche Autoantikörper.

Wenn Abwehr nach hinten losgeht

Autoantikörper sind so etwas wie wild gewordene Textmarker des Immunsystems. Sie markieren, welche Zellen sich das System merken und demnächst bitte angreifen, zerstören und abtransportieren soll. Anders als gesunde Antikörper markieren sie nicht Bakterien, Viren oder Zelltrümmer, sondern gesunde Zellen und Strukturen. Und dann geht eine Menge schief:

T- und B-Zellen zerstören zum Beispiel die Schilddrüse – das passiert bei Hashimoto. Sie zerstören die (elektrokabelähnliche) Isolierung der Nervenzellen, die Myelinscheiden – das passiert bei Multipler Sklerose (MS). Oder sie zerstören Gelenke – passiert bei rheumatoider Arthritis.

Wie stoppt man nun diese Autoimmunkörper? Die Leitlinien schreiben hierzulande eine Behandlung mit Kortison und Mofetil (MMF) vor. Beides sehr starke Immunsuppressiva. Dahinter steht der Gedanke:

Wenn sich ein kleiner Teil des Immunsystems gegen den Körper richtet, dann schaltet man es besser gleich komplett runter. Das Immunsystem wird also unterdrückt, geschwächt, möglichst ausgeschaltet.

MMF wird bei Organ-Transplantation verwendet. Damit das frisch verpflanzte Organ vom körpereigenem Immunsystem möglichst nicht abgestoßen wird. Dass immunsupprimierte Menschen extrem anfällig für Infekte sind und oft genug daran sterben – eine Lungenentzündung reicht! –, das wird als Risiko hingenommen. Aus Sicht der Molekularmedizin ist das nicht hinnehmbar. Sie fragt nicht, wie sie eine Krankheit am schnellsten wegdrückt. Sie fragt, durch welche Unordnung im menschlichen Körper die Krankheit überhaupt entstehen konnte. Warum also ist ein Teil des Immunsystems entgleist? Warum richtet es sich gegen den eigenen Körper?

- Wenn es sehr stark, sehr tüchtig ist, Sie seit Jahrzehnten vor Krankheiten schützt, es Ihnen gut geht?
- Oder wenn es geschwächt ist, wenn Sie oft kränkeln, häufig Grippe bekommen, öfters schon im Krankenhaus lagen …?

Oft ist Punkt zwei der Grund. Deshalb schlägt die Molekularmedizin vor, nicht nur das Immunsystem rechtzeitig sehr stark zu machen, damit es nicht autoimmun entgleist. Sondern Ihr Immunsystem auch bei einer bereits bestehenden Autoimmunerkrankung sehr stark zu machen. Statt es mit Immunsuppressiva abzuschalten. Ein Weg, den die Leitlinienmedizin vielen Frauen vorschlägt. Oft mit wenig Erfolg.

Warum trifft es so viele Frauen?

78 Prozent der Autoimmunkrankheiten betreffen Frauen. Dazu gehören Multiple Sklerose, rheumatoide Arthritis, Hashimoto-Thyreoiditis. Bei Frauen unter 65 Jahren sind Autoimmunkrankheiten die fünfthäufigste Todesursache.

Hinter den verschiedenen Krankheiten stehen oft Hormonverschiebungen: Lupus und MS zeigen sich nach der Pubertät. Rheumatoide Arthritis nach der Menopause. Während Schwangerschaften verschlimmert sich Lupus – dagegen bessern sich die Symptome von MS und Arthritis. Das zeigt: Wenn es um Autoimmunerkrankungen geht, spielen Sexualhormone eine entscheidende Rolle.

Östrogen schaltet das Gen für Interferon-γ ein. Dieses Zytokin steuert zwar die körpereigene Abwehr, es kann aber auch außer Rand und Band geraten und Autoimmunreaktionen auslösen. Außerdem bringt Östrogen die B-Zellen dazu, Antikörper herzustellen. Auch diese sollen eigentlich Eindringlinge attackieren, richten sich gelegentlich aber auch gegen körpereigene Strukturen.

Wenn **Progesteron**, in der Schwangerschaft eines der wichtigsten Hormone, sich in großer Zahl an Immunzellen bindet, verschiebt sich das Verhältnis zwischen zwei verschiedenen Immunreaktionen. Mehr T-Helferzellen Typ 2 werden aktiv, damit steigt die Produktion von mehr Antikörpern *und* mehr Autoantikörpern. Gleichzeitig gehen die von Typ1 ausgelösten Immunreaktionen *zurück*. Weil MS und rheumatoide Arthritis mit genau dieser Reaktion zusammenhängen, geht es Patientinnen während der Schwangerschaft oft besser – nach der Geburt kommt allerdings oft der nächste Schub.

Testosteron kann sich an die Oberfläche von B- und T-Zellen binden. Setzt es sich an den Rezeptoren fest, unterdrückt es Immunreaktionen.

Was ist der evolutionsbiologische Sinn dahinter? Melissa Wilson von der Arizona State University [64] hat die These entwickelt, dass die höhere Autoimmunanfälligkeit von Frauen der Preis dafür sein könnte, dass Frauen Kinder bekommen. Immerhin ist jede Schwangerschaft eine riesige immunologische Herausforderung: Im Körper eines Menschen wächst der Körper eines anderen Menschen. Das weibliche Immunsystem ist also extrem flexibel – und damit auch anfälliger. Wie sieht es in der Praxis aus?

Lebenserwartung 15 Jahre? Von wegen!

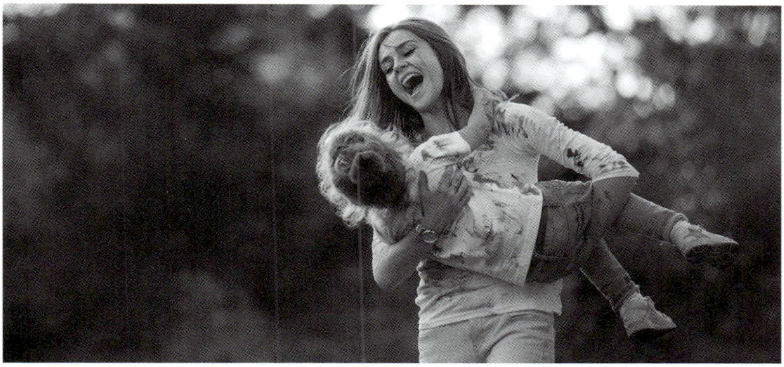

Nicht jede Krankengeschichte beginnt mit einer Katastrophe, mit Schmerzen, Depressionen, jahrelangem Leid. Manch eine beginnt am Küchentisch:

»Es ist 5:15 Uhr, ich lese wie jeden Morgen Ihre News zu einer Tasse schwarzem Kaffee. Ich trage bereits Joggingkleider, denn um 5:30 Uhr geht es raus zum Laufen.«

Hinter dieser schönen Szene allerdings verbirgt sich die Geschichte einer Patientin, die von schlimmem Juckreiz geplagt war und oft so sehr erschöpft, dass sie kaum mehr wusste, wie sie mit dem Fahrrad von der Arbeit nach Hause kommen sollte. Dann kam die Diagnose, besser gesagt zwei Diagnosen:

»Primär Biliäre Cholangitis und Autoimmunhepatitis. Das Erste, was ich nach der Diagnose gelesen habe, war: Lebenserwartung 15 Jahre. Ein Schock. Ich konnte nicht akzeptieren, dass ich meine Kinder alleine lassen würde.«

Was bei Autoimmunhepatitis passiert

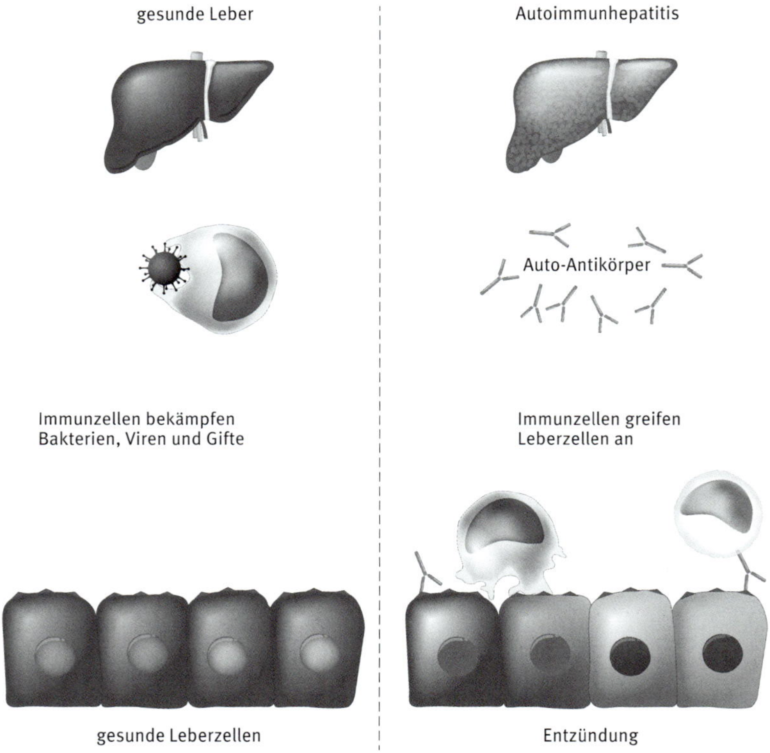

Bei **Autoimmunhepatitis** (AIH) werden Leberzellen vom eigenen Immunsystem angegriffen. Das führt zu einer Entzündung der Leber (Hepatitis) und kann bis hin zu Leberzirrhose und Leberversagen führen.

Können Sie sich einfühlen? In diese Gedankenwelt? Heute schon zu wissen, dass man vielleicht noch 15 Jahre leben kann, die Kinder dann im Stich lassen wird? Der Schock saß tief. In diesem Moment tat die

Patientin etwas, was viele von Ihnen tun. Sie stand auf. Sagte: »So nicht. Nicht mit mir.« Neun Jahre später bekomme ich folgende E-Mail:

»Heute geht es mir sehr gut, ich bin glücklich, bin schon zwei Mal einen Halbmarathon gelaufen, der Juckreiz ist weg und die Erschöpfung auch …. Bin leistungsfähiger als je zuvor.

Habe zu Beginn für ca. sechs Monate die empfohlenen Kortisontabletten genommen, um sie dann wieder auszuschleichen. Erstens brachten sie keine Verbesserung und zweitens wollte ich mich keinesfalls mit den Nebenwirkungen herumschlagen. Auf die Immunsuppressiva habe ich direkt verzichtet.«

Die Patientin wählte einen anderen Weg. Sie besorgte sich Informationen rund um das Thema Molekularmedizin, ließ ihr Blut untersuchen auf alle relevanten Vitamine, Mineralstoffe und Aminosäuren, füllte jegliche Schwachstelle auf. Und nimmt noch immer viele NEMs und essenzielle Aminosäuren. Unsere Empfehlung:

- **2- bis 3-mal so viele Vitamine**: Der Vitaminbedarf zu Krankheitszeiten ist um den Faktor 2 bis 3 erhöht. Vitamine helfen beim Eiweißaufbau des Immunsystems. Das geht am besten mit richtig dosierten Vitaminkombinationen.
- **4- bis 5-mal so viele Antioxidantien**: Das kann konkret heißen 1000 – 3000 mg Vitamin C, 400 – 600mg Vitamin E und die Aminosäure Cystein aus Molkeeiweiß.
- **50 – 90 g Proteine**, also leicht verdauliches Eiweiß über den Tag verteilt.
- **1 Esslöffel Glutamin** morgens und abends.

Um die Dosierung bei übersichtlichen Kosten zu kontrollieren, entwickelte sie einen regelrechten Trick:

»Meinen Gastroenterologen habe ich ziemlich gut im Griff. Er will mir kein Kortison und Immunsuppressiva mehr andrehen. Dafür kann ich ihm bei jedem Besuch ein paar Blutwerte abschwatzen. Der Trick ist ganz einfach: ›Herr Doktor, ich nehme HOCHdosiert … könnten Sie bitte nachsehen, ob das nicht zu viel ist?‹ Zack! Die Falle schnappt zu, er misst mir Selen, Zink, was immer ich haben will.«

Eine bemerkenswerte Geschichte. Gelebte Epigenetik. Das Wissen ist da, die Bücher stehen im Buchladen, medizinische Datenbanken sind frei im Internet zugänglich. Jeder kann sich das Wissen aneignen. Diese Patientin hat es auch angewandt. Sie hat's umgesetzt. Und schreibt auch über diesen Abschnitt ihres Heilungswegs:

»Sich bewusst entscheiden für etwas, das erspart viel Kraft. Ich habe mich entschieden dafür und tue es. Wer etwas will, findet Wege, wer etwas nicht will, Gründe. Damit leben können, etwas verrückt zu sein und auch so angesehen zu werden – das ist mein Weg.«

Sie verstehen, dass dieser Fall von A-Z fasziniert. Es geht hier um zwei unheilbare Erkrankungen. Die geheilt wurden durch Molekularmedizin. Beginnend mit dem simplen, ersten Schritt:

Autoimmunkrank?
»Um 5:30 Uhr geht es raus zum Laufen.«

Andere sterben daran. Er nicht. Warum?

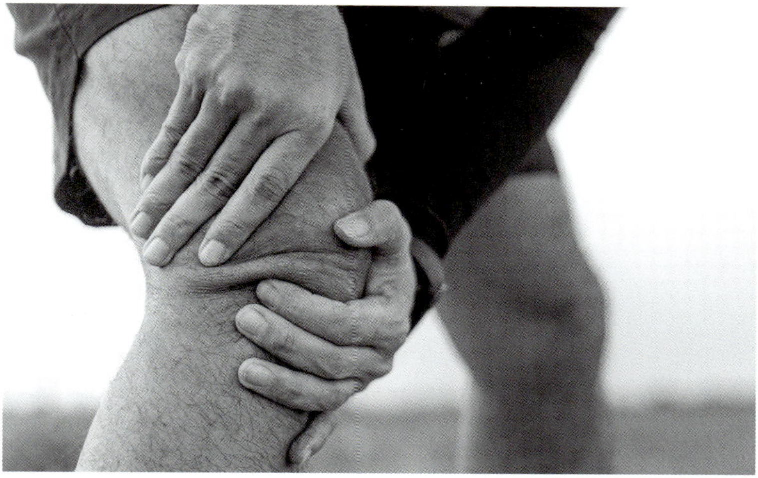

Vor zwei Jahren ging es los: Entzündete Augen, dick geschwollen. Dann Gelenkentzündung, starke Muskelschmerzen. Lungenkollaps. Dazu auffällig trockene Schleimhäute, schuppende Haut, lila verfärbte Haut. Moment: Lila? Dahinter könnte die sogenannte »Lilakrankheit« stecken. Genannt Dermatomyositis.

In schlimmen Fällen kommen noch Herzrhythmusstörungen, Lungenfibrose, Nierenentzündung, herabhängende Augenlider, Schielen, Atemnot und Schluckstörungen dazu. Hier haben wir es mit einer Krankheit zu tun, bei der sich der Körper selbst bekämpft. Dermatomyositis ist eine Autoimmunerkrankung. Ursache? Gilt als unklar. Vielleicht genetisch, vielleicht Spätfolgen früherer Infekte oder Nebenwirkungen von Medikamenten. Was im Einzelfall dahintersteckt, lässt sich oft nicht herausfinden. Eine eindeutige Diagnose gelingt oft auch nicht.

Wichtig: Bei jedem vierten Erwachsenen wird Dermatomyositis ausgelöst durch eine weitere Krankheit: Krebs. Dermatomyositis kann also das erste Signal eines verborgenen Tumors sein. Im vorliegenden Fall gab es zum Glück keinen Krebs. Behandlung deshalb leitliniengerecht mit

- Kortison 30 mg
- Quensyl (einem Antimalaria-Mittel, das Entzündungsreaktionen regulieren soll)
- MTX (Chemotherapeutikum, im Waschzettel »Krebsmittel« genannt)

Die Schmerzen, die Nebenwirkungen – der Patient sah keine Perspektive. Setzte sich ins Auto und fuhr nach Bayern, in unsere Praxis. Große Blutanalyse. Ausführliche Beratung. Zwei Jahre später ploppt in meiner Mailbox folgende Nachricht auf:

> *»Heute möchte ich Ihnen gerne berichten, wie erfolgreich ich auf dem Weg der Genesung meiner Erkrankung Dermatomyositis bin – und wie wenig, leider, die Schulmedizin von Heilung versteht.*
>
> *Gestern hatte ich ein Gespräch mit dem Chefarzt für Rheumatologie (im größten Zentrum für schwere Autoimmunkrankheiten). Der Chefarzt war begeistert von meinem (von seinem?) ›sensationellen Erfolg‹.*
>
> *Er meinte, es sei außergewöhnlich, dass ich bei meinen hochaggressiven Antikörpern mit vergleichsweise milden Medikamenten (noch 4 mg Kortison und eine Spritze MTX pro Woche) auskomme. Die Krankheit sei in meinem Blut nicht mehr nachweisbar und dies, obwohl es mir im letzten Jahr so schlecht gegangen ist mit Lungenbeteiligung und Lungenkollaps.*
>
> *Er sagte weiter, dass er als Rheumatologe großen Respekt vor Dermatomyositis habe, weil schwer behandelbar, und sie hätten in der Klinik schon Patienten an Dermatomyositis verloren.«*

Daraus entstand dann folgendes Gespräch zwischen Patient und Chefarzt:

Patient: »Könnte es vielleicht auch an meiner strengen Low-Carb-Ernährung und NEMs liegen, dass es mir so gut geht?«
Professor: »Nein, auf keinen Fall.«
Patient: »Dann habe ich also einfach Glück gehabt …?«
Professor: »Nein, Sie haben die richtige Behandlung bekommen.«
Patient: »Dann haben Ihre anderen Patienten, die es nicht geschafft haben, also nicht die richtige Behandlung bekommen …?«

Zugegeben: Diese letzte Antwort sprach der Patient aus Höflichkeit nicht laut aus. Er schwieg höflich, und dachte sich seinen Teil. Mir hilft in solchen Fällen immer der Ratschlag: »Strunz, Sie können entweder glücklich leben oder recht behalten.«

Das Immunsystem stärken

Bei Autoimmunkrankheiten gehen wir immer nach dem gleichen Prinzip vor: das Immunsystem stark machen! Wenn Sie's ganz kurz und knapp hören wollen:

- Genügend Vitamin D (100 ng/ml oder mehr)
- Perfektes Aminogramm
- Strikt No Carb

Zusammen mit der sowieso üblichen Blutanalyse nachweislich erfolgreich. Beispielsweise bei Hashimoto.

Besonders wichtig ist das Thema Vitamin D, wenn eine genetisch bedingte Verwertungsstörung von Vitamin D vorliegt. Und daraus resultierend ein Vitamin-D-Mangel. Und wenn dann noch Stress dazukommt. Die Idee des sogenannten Coimbra[65]-Protokolls: Vitamin-D-Spiegel messen, bei Bedarf (!) mit sehr hohen Dosen supplementieren. Immer wieder kontrollieren, also nachmessen. Sobald genug aktives Vitamin D (Calcitriol) in die Zellen kommt, stabilisiert sich das Immunsystem und die Autoimmunreaktion wird gestoppt.

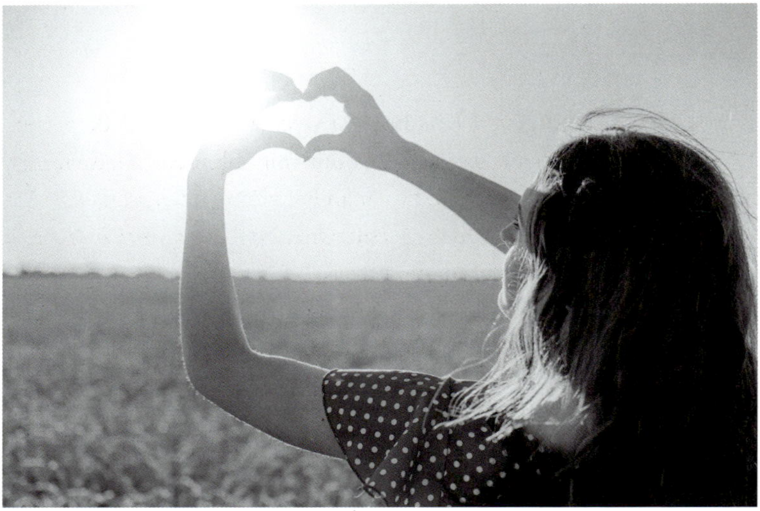

Dass dies der Fall ist, wurde in Tierbeobachtungsstudie längst nachgewiesen, Beobachtungsstudien an Menschen konnten den Effekt oft aber nicht eindeutig nachweisen. Nun gab es einen erneuten Versuch in den USA mit 25 871 Teilnehmern (Durchschnittsalter 67), die über fünf Jahre beobachtet wurden. Eine Teilgruppe bekam ein Kombinationspräparat aus Vitamin D mit zusätzlichen Omega-3-Fettsäuren, eine andere Gruppe bekam Vitamin D ohne zusätzliche Omega-3-Fettsäuren. Ergebnis: 22 Prozent weniger Autoimmunerkrankungen in beiden Gruppen. Immerhin. Ein weniger positiver Effekt (15 Prozent weniger Autoimmunerkrankungen) zeigte sich bei weiteren Studiengruppen, die eine Omega-3-Supplementierung bekamen.[66]

Viren und Bakterien: Unbemerkt und überall

Hinter vielen verborgenen Krankheiten stecken Viren und Bakterien. Sie sind so winzig klein, dass wir uns nur mit »blinden« Maßnahmen schützen können. Händewaschen – man kann ja nicht wissen, was sich auf den Handflächen tummelt. Gesichtsmasken – man kann ja nicht sehen, was man zusammen mit der Luft an Krankheitserregern einatmet.

Feinde und Helfer

Bakterien und Viren zählen zwar beide zu den Krankheitserregern, sie sind aber sehr unterschiedlich. Bakterien haben unter ihrer Zellwand eine komplexe Innenstruktur mit Zellplasma, Ribosomen (Proteinfabriken) und DNA (Erbinformation). Viele besitzen sogar eine Art Außenbordmotor (»Geißel« oder »Pilus«).

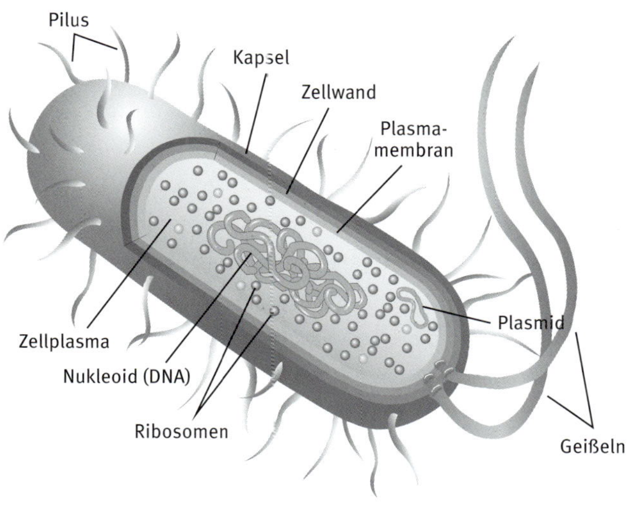

Viren sind keine Zellen. Sie sind gut 100-mal kleiner als Bakterien und viel einfacher gebaut: Außen eine Lipid-Doppelschicht, also eine Hülle aus Fett. (Deshalb hilft Händewaschen mit fettlösender Seife.) Innen DNA oder nur RNA.

COVID-19

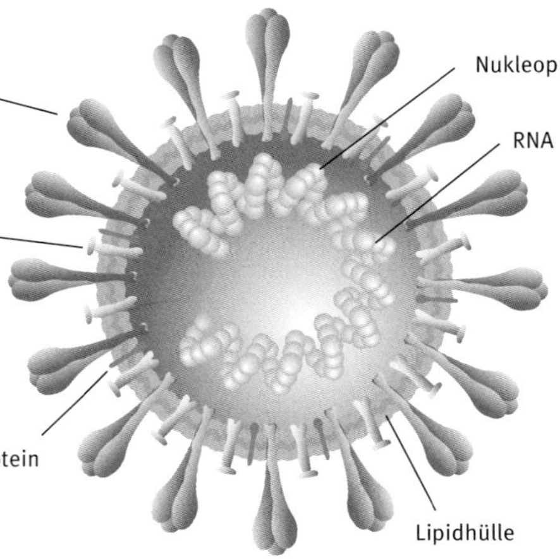

Wenn Bakterien sich vermehren, teilen sie sich. Aus eins mach zwei. Viren können sich nicht aus eigener Kraft vermehren. Sie »hacken« gesunde Körperzellen, schleusen ihre Erbinformation ein und bringen die gekaperte Zelle dazu, jede Menge neue Viren zu produzieren – zu »spammen«, könnte man auch sagen, und den nächsten Wirt zu infizieren.

Viren sind schon viel länger auf der Welt unterwegs als der Mensch. So hat sich der Mensch während seiner gesamten Entstehungsgeschichte nicht *trotz* seiner ständigen Virusinfektionen zu dem entwickelt, was er heute ist. Sondern *mit* seinen Infektionen. Acht Prozent unseres Erbguts haben wir von Viren übernommen. Die menschliche Plazenta zum Beispiel entstand, als sich ein neues Stück Virus-Erbgutstrang einschleuste.

Insofern haben wir Viren viel zu verdanken. Aber nicht nur Gutes. In der Geschichte der Menschheit ist es immer wieder zu Pandemien gekommen, und Covid-19 wird nicht die letzte gewesen sein. Erreger wie das Humane Papillomvirus (HPV) oder das Epstein-Barr-Virus (EBV) haben den größten Teil der Menschheit infiziert. In den meisten Fällen stören sie nicht weiter. Manchmal aber doch. Massiv.

Er räumte den Keller auf. Dann brauchte er den Notarzt

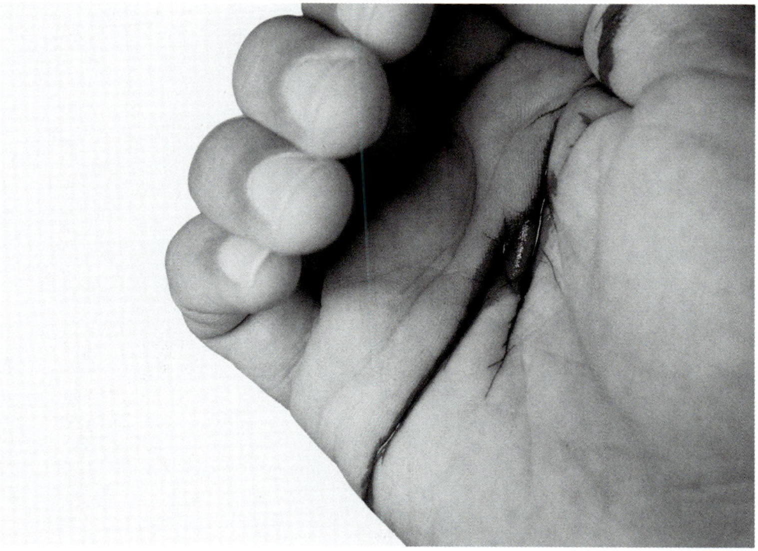

Zuerst war es nur eine Grippe. Mittwochs ging er zurück zur Arbeit, fühlte sich aber noch schlapp.[67] Freitags schaffte er es abends nur noch bis zum Sofa. Dann ging es steil bergab:

> *»Seine Verfassung verschlechterte sich zunehmend, er zitterte, war blass, verwirrt. Nur sechs Stunden später kämpfte er auf der Intensivstation in einem Bremer Krankenhaus um sein Leben. Der zunächst herbeigerufene Arzt erkannte den Ernst der Lage nicht und riet, erst einmal die Nacht abzuwarten.«*

Es war seine Ehefrau, die den Fall richtig einschätzte. Sie rief den Notarzt, den Krankenwagen. In diesem Moment wusste sie noch nicht, dass sie ihrem Mann das Leben gerettet hatte. Noch im Krankenwagen pumpte der Notarzt ein breit wirksames Antibiotikum in seinen Arm. Koma. Vier Wochen lang. Amputation von sieben Fingerspitzen.

Sie ahnen, was los war? Bei derartigen Fällen denke ich an Erich Artner. Handballspieler. Marathonläufer. Ironman. Das Besondere an dem 41-Jährigen: Dem fehlen beide Unterschenkel, beide Füße. Der rennt trotzdem. Beim Ironman in Kärnten 12:12 h. Ausdrücklich »inklusive Prothesen-Wechsel«. Emotional für ihn, wie er sagt »unglaublich«. Glauben wir ihm alle.

Als Jugendlicher hatte Artner eine Blutvergiftung nur knapp überlebt. Sepsis, deshalb die Amputation, außerdem schwere Organschäden. Und was musste er von den Ärzten hören?

»In dem Stadium hat das noch keiner überlebt.«

Statistisch ist es natürlich korrekt: Diese Blutvergiftung ist tödlich. Aber für wen gilt das? Für den Durchschnittsmenschen. Gilt das auch für den Sportler? Einen Hochleistungssportler? Nein – gilt es nicht. Die Medizin hat keine Ahnung von dieser Spezies. Prompt hat Erich Artner überlebt.

Auch im Fall oben überlebte der Patient. Sein Name: Arne Trumann, heute engagiert im Verein Sepsis-Hilfe. Sein Fall begann übrigens im Rumpelkeller:

»Beim Aufräumen des Kellers hatte sich der 45-Jährige an einem Draht verletzt. Über die unscheinbare Wunde waren Bakterien, Streptokokken, in sein Blut gelangt, auf die sein Immunsystem, das noch vom grippalen Infekt geschwächt war, nicht angemessen reagieren konnte.«

Das, was Blutvergiftungen so gefährlich, so tödlich macht, ist nicht nur das mehr oder weniger starke Immunsystem. Es ist die Blindheit im Krankenhaus. Eine Sepsis ist sehr häufig die Folge einer Infektion mit Bakterien, Viren, Pilzen, Parasiten. Auch ein Wespenstich kann eine Blutvergiftung nach sich ziehen. Nur: Blutvergiftung ist schwer zu erkennen.

Was passiert bei Blutvergiftung?

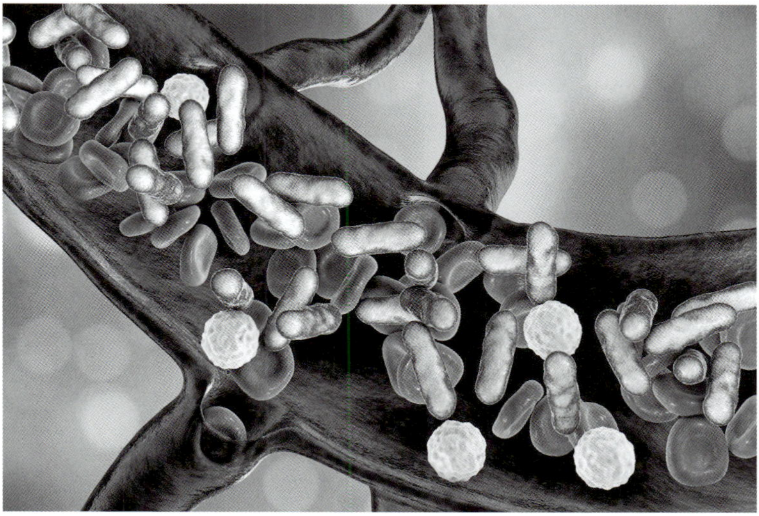

Blutvergiftung zeigt sich oft mit Fieber, niedrigem Blutdruck und einem schnellen, aber schwachen Puls. Im Körper passiert zuerst das, was bei einer Infektion immer passiert: Das Immunsystem wehrt sich. Dann aber wird der Körper von Krankheitserregern und Botenstoffen des Immunsystems überschwemmt. Es folgen hohes Fieber und Organversagen bei Niere, Lunge und Herz. Deshalb muss es sehr schnell gehen: sofort Antibiotikum und Kreislaufstabilisierung. In fast der Hälfte der Fälle ist Blutvergiftung tödlich.

Die Weltgesundheitsorganisation (WHO) schätzt Sepsis seit 2017 als globale Bedrohung ein. In Deutschland ist die Blutvergiftung die dritthäufigste Todesursache. Pro Jahr sterben rund 75 000 Menschen an der »unbekannten Volkskrankheit«[68].

Gegen die es längst ein zusätzliches Mittel gibt, das simpler nicht sein könnte. 2017. Beschrieben in einer wunderhübschen kleinen Studie[69] an zweimal 47 Patienten.

- Die Hälfte wurde intensiv nach den Regeln der Schulmedizin behandelt.
- Die andere Hälfte bekam zusätzlich 6 g Vitamin C infundiert, zusammen mit Hydrocortison und Vitamin B_1.

Ergebnis:

- Noch im Krankenhaus starben von diesen 47 Patienten:
- 19 bei üblicher Behandlung (40,4 Prozent),
- 4 bei Behandlung mit Vitamin C, plus Kortison, plus Vitamin B_1 (8,5 Prozent).

Für Intensivmediziner ein Donnerhall. Schon deshalb bestürzend, weil man so etwas Primitives wie 6 g Vitamin C, als Infusion, schon einige Jahrzehnte zur Verfügung gehabt hätte.

Verdacht auf Sepsis? Sofort 112 wählen.

Wer MS hat, der hat auch das EB-Virus. Ein Zufall?

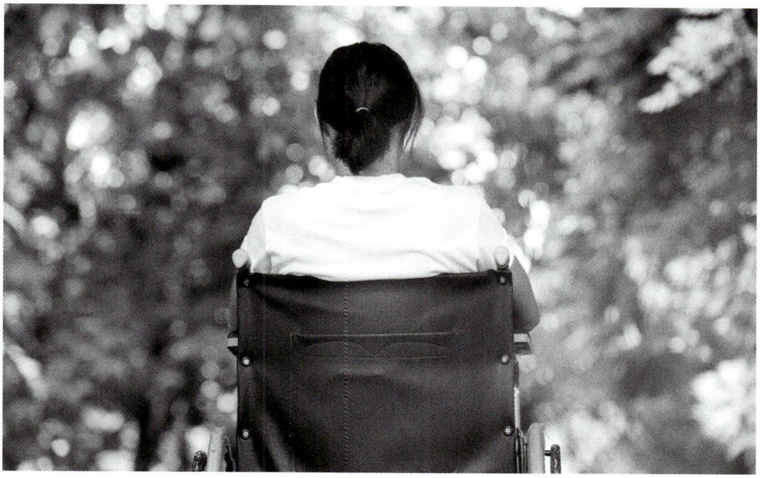

Sie hatte eine lange Liste an »Zipperlein«: Schlafstörungen, Angststörungen (Panikattacken), Depressionen, Übergewicht, geringes Selbstwertgefühl, Migräne, Schilddrüsenüberfunktion, Morbus Basedow. Dann kam noch eine Diagnose, mit der sie nicht gerechnet hatte: Multiple Sklerose. Da reichte es ihr. So wollte sie das nicht auf sich sitzen lassen.

»Ich begann regelmäßig zu schwimmen und Fahrrad zu fahren. Stieg überwiegend auf vegetarische Ernährung um … und begann Omega-3-Kapseln zu mir zu nehmen. Ich begann zu meditieren …

Kernspinaufnahmen ergaben, dass eine Stagnation der Diagnose in den letzten Jahren vorlag, es sind sogar Vernarbungen im Gehirn verschwunden.

Radiologe: ›Das ist jetzt eher ungewöhnlich.‹

Neurologe: ›Tja, mit Ihnen mache ich wohl kein Geschäft.‹

Ich habe Medikamente, deren Nebenwirkungen mich fertigmachten, abgesetzt. Seitdem geht es mir viel besser. Und jetzt bin ich ein ›Laufaholic‹. Ein Tag ohne Laufen ist fast nicht mehr vorstellbar. Im Urlaub bin ich in kühler Morgenluft an der Küste entlanggejoggt. Ein Erlebnis, das nicht zu beschreiben ist und unendliche Glücksgefühle auslöste. Ich bin ein neuer Mensch.«

Was mich an diesem Fall interessiert, ist dieses Mal nicht die Aussage: »Ich bin ein neuer Mensch.« Es ist die lange Liste an Zipperlein vor der MS-Diagnose. Da gibt es tatsächlich einen Zusammenhang. Um den zu verstehen, müssen wir noch einen Schritt zurückgehen und fragen: Was steckt hinter den Zipperlein? Eine Möglichkeit heißt EBV. Epstein-Barr-Virus.

Der irische Chirurg Denis Burkitt reiste während des Zweiten Weltkriegs mit einem Medical Corps nach Afrika und ließ sich anschließend in Uganda als Arzt nieder. Als er wieder und wieder Kinder mit Kiefertumoren sah, wurde er stutzig. Er schickte Proben nach London, ließ sie dort unter dem Elektronenmikroskop untersuchen. An diesem Mikroskop stand Michael Anthony Epstein mit seinen Kollegen Yvonne Barre und Bert Achong. Diese drei entdeckten in den afrikanischen Proben einen Partikel, der wie ein Herpesvirus aussah. Nur kleiner.

Das Epstein-Barr-Virus (EBV) war gefunden und damit das erste Mal ein Virus als Verursacher von Krebs: in diesem Fall das Burkitt-Lymphom. Heute wissen wir, dass EBV eine Menge mehr Unheil anrichtet: Es macht anfällig für verschiedene Krebse und löst Mononukleose aus. Ein Biest: Es startet mit Müdigkeit, geschwollenen Lymphknoten, Halsschmerzen und Fieber. Und dann bleibt es. Und bleibt. Und bleibt über Wochen. Kommt über Jahre hinweg immer wieder. Zieht Ihnen den Stecker.

Wunderschön nachempfinden können Sie das in folgendem, ganz außergewöhnlichen Fall. Es geht um einen Läufer, der auch mal

100 Kilometer genießt. Aber seit Jahren zunehmend Schwierigkeiten bekam: andauernder Leistungsverlust, Müdigkeit, Erschöpfung, Kreislaufprobleme, Schwindel, Darmprobleme (Krämpfe und Durchfälle), Schlafstörungen. Blutwerte, wenig überraschend: ein hoher EBV-Titer, schlechtes Aminogramm, wenig Vitamin D, kaum Zink. Die Löcher ließen sich stopfen:

> *»Gestern war es so weit. Um 05:15 Start zum langen Lauf. Ich habe erstmals seit 4,5 Jahren wieder 34 Kilometer geschafft. Es ist ein unbeschreibliches Glücksgefühl, nach so langer Zeit wieder (fast) so laufen zu können, wie ich es mal gewohnt war. Seit ich bei Ihnen war, geht es langsam, aber stetig bergauf. Ich fühle mich besser und leistungsstärker und kann vor allem wieder laufen, ohne nach zehn Kilometern fünf Tage pausieren zu müssen.*
>
> *Das nächste Ziel ist der Schwäbisch-Alb-Marathon (50 Kilometer) im Oktober und – Sie wissen schon – Biel 2021. Sie sind der Erste und Einzige, der mir in 4,5 Jahren helfen konnte – und ich war bei vielen!!«*

Pures Glück. Kann jeder von uns mitempfinden. Vor allem die, die das Runners High kennen – *und* den Bleisack Long EBV. In Westeuropa sind schätzungsweise rund 95 Prozent der Menschen unter 30 Jahren mit EBV infiziert. Manche wissen nichts davon. Manche leiden extrem und wissen nicht, warum. Wenn sie Glück haben, geraten sie irgendwann an einen Laborarzt, der in ihrem Blut überhöhte Resttiter findet. Das heißt: Eine zu große Menge an Antikörpern oder Antigenen nach einer überstandenen Infektion. Diese große Menge ist ein eindeutiger Hinweis darauf, dass ein Infekt wie EBV *nicht* ausgestanden ist. Dass im Körper immer noch Entzündungen toben. Dass die Selbstheilungskräfte erlahmt sind, weil sich das Immunsystem im langen Kampf gegen das Virus ausgepowert hat.

Das ist die Ursache, wenn Leistungssportler plötzlich nicht mehr trainieren können. Das ist der Grund für Ihre bleierne Müdigkeit. Das ist der Grund für »viele Zipperlein«. Und das ist auch der Grund dafür, dass Menschen, die sowieso schon mit »vielen Zipperlein« zu kämpfen haben, dann auch noch eine Multiple Sklerose entwickeln.

Der eigentliche Skandal besteht allerdings darin, dass so viele Ärzte die über lange Zeit erhöhten EBV-Titer nicht »deuten« können. Sie sehen den erschöpften Menschen – aber seine verborgene Infektion sehen sie nicht.

Der Zusammenhang[70] zwischen EBV und MS wurde kürzlich in einer eleganten Datenanalyse bewiesen. Forscher der Harvard T. H. Chan School of Public Health zogen die Blutproben von Rekruten des US-Militärs heran, die im Verteidigungsministerium archiviert werden. Sie suchten nach MS-Fällen in Proben zwischen 1993 und 2013. Dann analysierten sie die erste Serumprobe, die letzte vor dem MS-Ausbruch und eine dazwischen. Und fanden: von 801 Soldaten mit MS hatten 800 EBV. Als Gegenprobe wählten sie eine Gruppe möglichst ähnlicher Probanden aus. Ergebnis: Alle (bis auf einen) aus dieser Gruppe, die an MS erkrankten, hatten auch EBV. Aber: Von denen, die nicht an MS erkrankten, waren nur 57 Prozent mit EBV infiziert.

Fazit von Alberto Ascherio, Professor für Epidemiologie und Ernährung in Harvard und einer der Hauptautoren der Science-Studie: »Praktisch gesehen ist das das MS-Risiko gleich null, wenn man nicht mit EBV infiziert ist. Nach einer Infektion steigt das Risiko um das 30-fache an.« Die Wahrscheinlichkeit, dass dieser Anstieg zufällig auftritt, liege bei weniger als eins zu einer Million. Bleibt die Frage: Warum begünstigt EBV ausgerechnet MS?

Wie EBV und MS zusammenhängen

MULTIPLE SKLEROSE – VERLUST DER NERVENSCHEIDEN

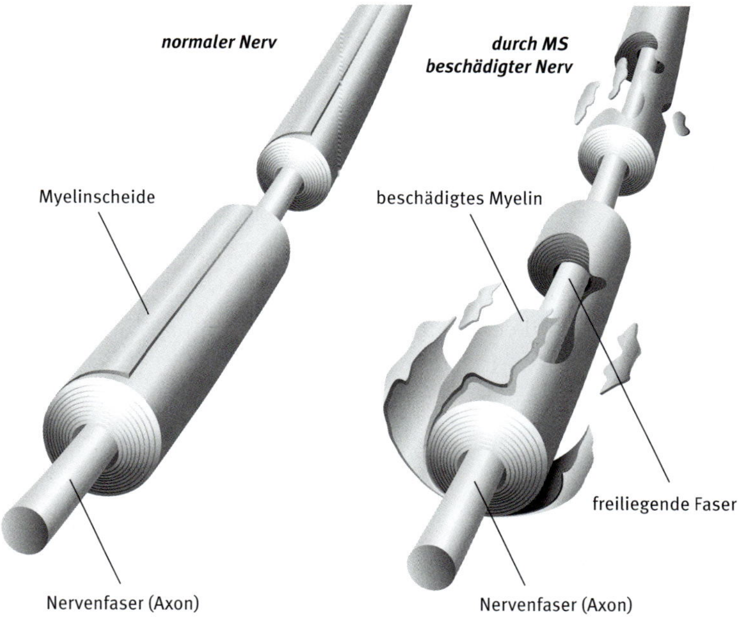

Bill Robinson[71], Leiter der Abteilung für Immunologie und Rheumatologie an der Stanford University in Kalifornien, hat die Antikörper von MS-Patienten fünf Jahre lang untersucht. Und gefunden: Die Proteine, die EBV produziert, sehen den Proteinen in der Myelinscheide der Nerven zum Verwechseln ähnlich.

Wenn das Immunsystem also Antikörper gegen EBV bildet, greifen diese auch das Myelin an. Der Effekt ist wie bei einem Kabelbruch: Die Isolierung ist weg, die Drähte liegen blank, die Nerven von MS-Kranken übertragen Signale nicht mehr so wie gesunde Nerven. Rund 20 bis 25 Prozent der Menschen mit MS tragen Antikörper in sich, die EBV und Myelin nicht unterscheiden können.

Und es bleibt noch eine Frage: Was fangen wir mit diesen Studienergebnissen an, wenn wir doch wissen, dass fast alle Menschen, 95 Prozent, mit EBV infiziert sind – also anfällig für MS? Wir können auf eine Impfung hoffen – unsere Kinder und Enkel könnten davon profitieren. Wären frei von MS. Eine wunderbare Perspektive.

Und wir? Die wir schon infiziert sind? Wir gehen nach dem Monopoly-Prinzip wieder zurück auf Los. Versuchen immer wieder, das Immunsystem auf die Beine zu stellen, stark zu halten. Nicht »gegen« EBV, sondern »mit« EBV – wir werden's ja doch nicht los.

EBV begünstigt MS. Weil's jeder hat, schützt nur ein starkes Immunsystem.

Fatigue. Ist die Impfung schuld?

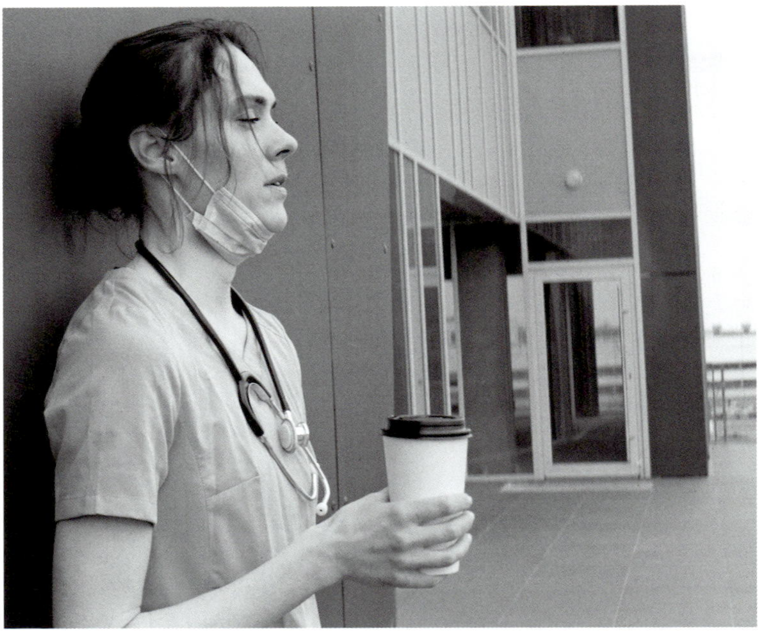

Viele Menschen überstehen Corona ohne Schaden – aber nicht alle. Eine Studie[72] der Universität Köln aus dem Jahr 2021 konnte zeigen, dass rund zehn Prozent der Menschen mit mildem Corona-Verlauf auch Monate nach der akuten Erkrankung an Atembeschwerden, Schlaflosigkeit, Geschmacksstörungen und Müdigkeit litten. Dieselbe Studie zeigte, dass Covid-19-Langzeitfolgen auch junge gesunde Menschen ohne Vorerkrankungen betreffen können. Noch ist nicht vollkommen klar, was diese zehn Prozent von den anderen 90 Prozent unterscheidet. Wenn Sie mich fragen: *Verborgene* Vorerkrankungen. Die vermutlich auch dafür verantwortlich sind, ob Sie Impfungen jeglicher Art gut vertragen. Oder nicht vertragen, wie im folgenden Fall:

»Am Tag der Impfung ein Gefühl wie ›in den Kopf geschossen‹. Atemnot. Ein pelziges Gefühl überall, wie bei einer Allergie. Kortison – ohne Wirkung. Dann vier Monate lang ›wahnsinniger Schwindel‹, Panikattacken, Schlafstörungen, Depression.«

Der Neurologe, der Lungenfacharzt, der Kardiologe, der Gynäkologe sagen: »Alles in Ordnung«. Wie mich dieser Satz auf die Palme bringt … Die Blutanalyse zeigte, dass die relevanten Werte eben *nicht* in Ordnung waren:

- Aminosäure Tryptophan: 36. (Durchschnitt 81, Zielwert 120). Da wäre ich auch depressiv und panisch gestört.
- Aminosäure Arginin: 106 (Durchschnitt 145, Zielwert 180). Da wäre es mir wohl auch schwindelig.
- Aktive EBV-Serologie, also chronisch aktive Infektion durch das Epstein-Barr-Virus.
- Viel zu wenig Zink, also schwaches Immunsystem.

Jeder Viruskontakt – auch Corona, auch jede Impfung – ist ein Angriff auf Ihren Körper, auf Ihr Immunsystem. Ist es stark genug, schmettert es den Angriff ab. Schwächelt es, geht es häufig zuerst in die Knie, rappelt sich dann hoch, fährt die härtest möglichen Geschütze auf, pariert den feindlichen Angriff mit einem überdimensionierten Zytokinsturm, der jede Menge Flurschaden anrichtet. Übrigens ein ähnlicher Ablauf wie bei einer Blutvergiftung. Deshalb die lang anhaltende Atemnot (Lungenschaden), deshalb die Konzentrationsprobleme (Gehirnschaden), deshalb die Schwäche, das Unwohlsein, die bleierne Müdigkeit.[73] Deshalb auch die Klumpen[74] im Blut. Die hat Laborärztin Beate Jaeger vom Lipidzentrum Nordrhein in Mülheim bei vielen Long-Covid-Patienten gefunden:

> *»Bei allen Betroffenen finden wir im Blut zahllose Gerinnsel, von denen einige ungewöhnlich lang sind. Auch schwimmen darin häufig Fetzen der innersten Gefäßschicht, des Endothels.«*

Wie fischt man Fetzen aus Blut? Richtig: Man filtert. Nennt sich Blutwäsche oder Apherese. Ist das Blut entklumpt, fließt es leichter bis in die kleinsten Kapillaren, die Nerven mit Sauerstoff versorgen. Also auch das Hirn. Außerdem werden nicht nur Klumpen aus dem Blut gesiebt, sondern auch Entzündungsstoffe und sogar Gifte. So hilft Apherese gegen Long Covid, genauso aber auch gegen Long EBV und sonstige mehr oder weniger verborgene Vorerkrankungen.

Wie funktioniert eine Blutwäsche?

Eine Blutwäsche funktioniert wie ein Kreislauf. In der linken Armvene wird Blut abgezapft, durch einen entsprechenden Filter gepumpt und in der rechten Armvene kontinuierlich wieder zurückgeleitet. Das Ganze dauert etwa zwei Stunden. Übrig bleibt eine kleine Menge Plasma, voll mit unerwünschten Stoffen: Klumpen, Entzündungsstoffe, Gifte.

Diese kann man analysieren und findet vor allem Schwermetalle wie Quecksilber, Blei, Cadmium. Aber auch Aluminium, Antimon, Arsen, Barium, Palladium, Wolfram, Zinn.

Apherese scheint mir ein sehr sinnvolles Verfahren, weil hier nicht künstliche Stoffe infundiert werden, die die Schwermetalle binden und ausleiten sollen. Sondern weil die Entgiftung außerhalb des Körpers passiert – ihm also nicht zusätzlich schaden kann.

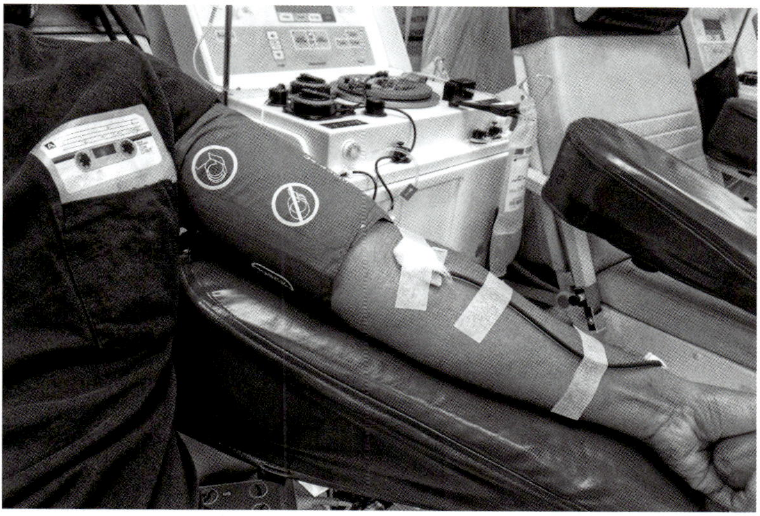

Wichtig zu wissen: Je länger klumpiges Blut die Durchblutung stört, desto eher bleiben langfristige Gewebeschäden. Schnelle Hilfe ist also eine gute Idee.

Unendlich müde nach Covid? Immunsystem stark machen – Blutwäsche hilft.

Wie Staub und Plastik krank machen

Staub und Plastik sind überall. Die winzigen Partikel verpesten die Atemluft, sie schwimmen in Flüssen und Meeren, sie belasten die Böden. Wir atmen sie ein, wir essen sie, sie finden sich überall in unseren Körpern. Hinter welchen verborgenen Krankheiten stecken Mikropartikel?

Feinstaub – fliegende Krankmacher

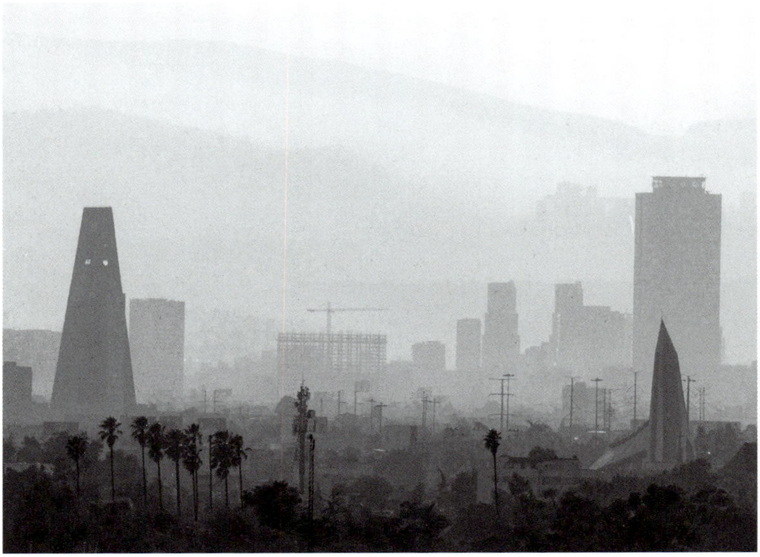

Ellen Ruppel Shell[75], Professorin für Wissenschaftsjournalismus an der Boston University in Massachusetts, USA, hatte sich ihren Ausflug nach Mexiko anders vorgestellt.

»Mein erster Tag in Mexiko-Stadt war hart. Der Smog war so dicht, dass ich beim Treppensteigen nach Luft schnappte. Mit Kopfschmerzen hatte ich gerechnet; die Stadt liegt auf einem Plateau 2250 Meter über dem Meeresspiegel, und der Sauerstoffgehalt der Luft ist dementsprechend geringer als an der Küste. Ich war jedoch überrascht, wie sehr die schadstoffbelastete Luft in meinen Augen und meiner Lunge brannte.«

Dabei ist das akute Brennen das kleinere Problem. Langfristig kann sich Feinstaub zerstörerisch auswirken – und Alzheimer auslösen. Oder Parkinson. Das zeigt eine Studie[76] aus dem Jahr 2018, die die sogenannten Riechkolben (Bulbus olfactorius, befindet sich an der vorderen Basis des Gehirns) von Kindern und relativ jungen Erwachsenen im Alter von elf Monaten bis 40 Jahren aus Mexico City unter die Lupe nahmen. Sie fanden für Alzheimer typische Proteinablagerungen wie Tau, Beta-Amyloid oder Alpha-Synuclein. Ja, schon bei Kindern.

Feinstaub entsteht bei Verbrennung. Wo es viele beheizte Wohnungen, Fabriken und Autos gibt, da ist auch viel Feinstaub in der Luft. Dazu kommen weitere Stäube, die im Stadtverkehr zum Beispiel beim Bremsen entstehen. Feinstäube sind dreißig Mal kleiner als ein Haardurchmesser. Sie sind so klein, dass sie ungehindert durch unsere Nase bis in die Lunge, von dort aus ins Blut, von da in jede Zelle, in jedes Organ wandern – und Schäden anrichten, die wir noch gar nicht vollständig verstanden haben.

Auch im Gehirn. Da nutzt die Blut-Hirn-Schranke wenig. Feinstaub dringt über die Nase in den Riechnerv ein, wandert weiter in den Riechkolben und von dort ins Hirn. Je länger ein Mensch in schlechter Luft lebt, desto mehr Schadstoffe sammeln sich an. Und zwar nicht nur in Mexiko, sondern auch in Italien.

Als wir uns im Februar 2020 über die Auswirkungen des Lockdowns auf die Luftqualität wunderten, fand ich zufällig ein Satellitenbild der ESA mit einem wunderbar sauberen Europa. Überall frische Luft.

Nur in Norditalien nicht: tiefrot markiert. In den Jahren 2019 und 2020 galt die norditalienische Stadt Cremona[77] als eine der am meisten verschmutzten Städte Europas. Das hatte ich nicht gewusst. Hätte ich niemals geahnt. Mir ein völlig neuer Aspekt. Und ich trainiere ausgerechnet in den Bergen über dem Gardasee?

Feinstaub potenziert Pollen

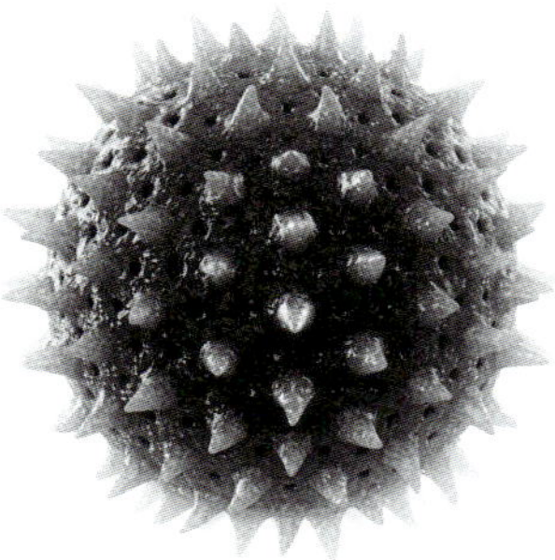

Feinstaub verstärkt die Pollenwirkung bei Heuschnupfen, bei Asthma. Dieses Prinzip der Potenzierung finden Sie in der Natur ständig: So hat der Raucher ein erhöhtes Lungenkrebsrisiko. Bekannt. Weniger bekannt: Trinkt er außerdem, vervierfacht sich dieses bereits erhöhte Risiko.

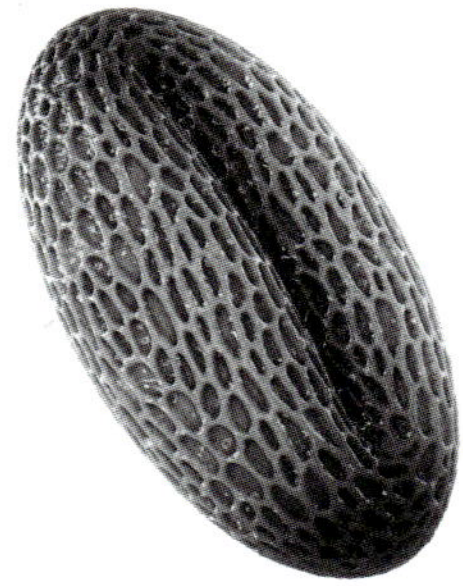

Und so ist das mit Feinstaub: Die Schleimhaut wird allein durch den Staub geschädigt und entzündet. Daraufhin wirken eindringende Pollen erheblich aggressiver. Das ist der Grund für den massivem Anstieg von Heuschnupfen- und Asthmabeschwerden, wenn später Wintersmog und frühe Blüte zusammentreffen.

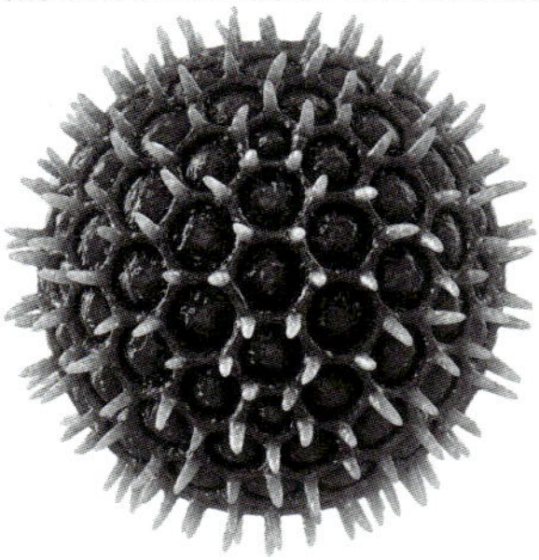

Alzheimer ist nicht nur Schicksal. Sondern Folge von schlechter Luft.

Er wog 196 Kilo.
Was hat Plastik damit zu tun?

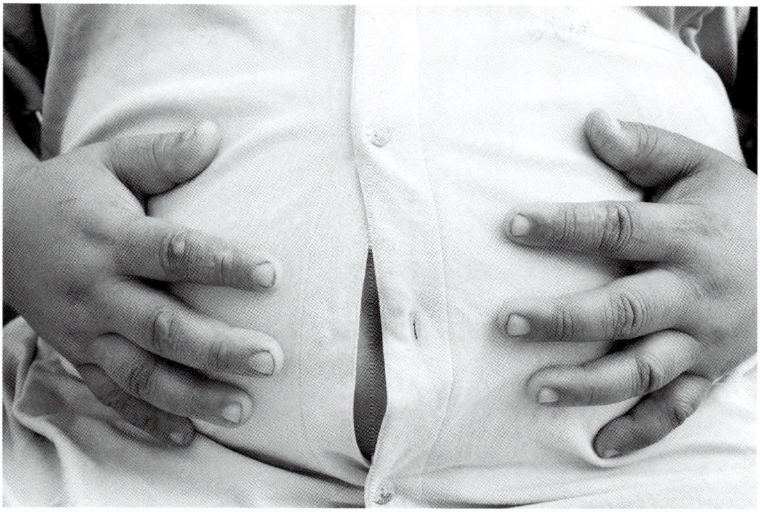

Wer 196 Kilo wiegt, hat Bluthochdruck. Hat Bewegungsmangel. Durchblutungsstörungen. Fußprobleme. Es ist ein Kraftakt, 196 Kilo überhaupt vom Stuhl zu heben. Was würden Sie tun, in dieser Lage, um ein wenig gesünder zu werden? Jedes Jahr drei Kilo abnehmen, wie von der Deutschen Gesellschaft für Ernährung (DGE) vorgeschlagen? Damit Sie nach 37 Jahren Diät dann ein wenig glücklicher wären? Nö, dachte sich der stattliche Mann. Das muss doch anders gehen:

»Am 3.1.2021 habe ich mit einer No Carb/Eiweiß Diät angefangen. Zu dem Zeitpunkt wog ich 196 Kilo. Ich durchlebte ein Jahr mit regelmäßigem Wiegen immer am 3. des Monats – und verlor Kilogramm für Kilogramm. Jeden Tag machte ich eine halbe Stunde Sport und es ging mir immer besser. Nach einer OP schwenkte ich im Juli zusätzlich auf 16/8 um. Also nur bis 16 Uhr etwas essen. Mein Blutdruck ist von 150/100 auf 130/75 runtergegangen.

Am 02.01.2022 war der große Tag: Ein Jahr war vorbei. Ich stieg auf die Waage. 85 Kilo! Ich bin sehr glücklich, ebenso meine Familie. Da mein Fettgehalt noch bei gut 23 Prozent liegt, mache ich weiter, mit ganz viel Eiweiß und No Carb.«

Dem Brief beigefügt waren zwei Fotos. Vorher. Nachher. Un-glaub-lich. Da grinst einer ins neue Leben. Respekt! Bleibt wieder eine Frage: Wie wird man sooo schwer?

Macht Plastik fett?

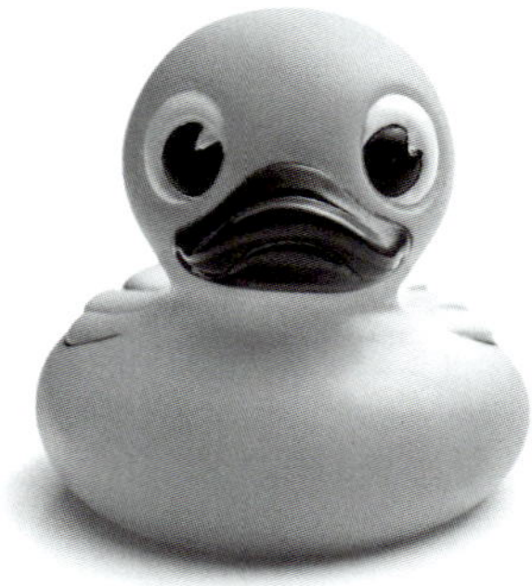

Seit 1975 hat sich die Zahl der Übergewichtigen verdreifacht – so eine Statistik der WHO. Ein Grund dafür sind ungünstige Veränderungen des Lebensstils und der Ernährung. Fachleute gehen aber von zusätzlichen, bisher nicht verstandenen Faktoren aus. Einer davon heißt: Plastik. Schon länger bekannt ist, dass Bisphenol A und Phthalate das menschliche Hormonsystem beeinflussen, das wiederum das Körpergewicht reguliert.

Eine aktuelle norwegische Studie mit Kunststoffen[78] aus 34 Alltagsprodukten zeigt, dass sehr viel mehr Chemikalien aus Kunststoffprodukten in den Stoffwechsel eingreifen. Bei Mauszellen stimulierten elf verschiedene »metabolism-disrupting chemicals« (MDCs) aus diesen Produkten das Wachstum neuer und größerer Fettzellen, die außerdem mehr Triglyceride enthielten als Zellen einer Vergleichsgruppe. Kurz: Plastik ist ein Umweltfaktor, der Menschen immer dicker macht.

Wie kommt das Plastik aber nun aus den Alltagsprodukten heraus und in den Menschen hinein? Phtalate machen Spielzeuge und Plastikverpackungen für Lebensmittel elastisch – daher der Name »Weichmacher«. Das Problem: Sie lösen sich relativ leicht aus den Plastikverbindungen heraus und verbinden sich dann mit dem Fett, das in (eigentlich ja sehr gesunden) Lebensmitteln wie Cheddarkäse, Salami oder Räucherfisch enthalten ist. Andere Weichmacher dünsten aus Plastikspielzeugen, Taschen oder Fußbodenbeläge aus und wandern dann durch die Haut oder über die Lunge in den Körper. Zwar ist der Organismus in der Lage, diese Weichmacher abzubauen – dennoch hinterlassen sie Spuren direkt an unseren Genen. Mit gravierenden Folgen:

Sind Mütter während der Schwangerschaft Weichmachern ausgesetzt, kann das bei Jungen zu verkleinerten Geschlechtsteilen führen. Studien zeigen, dass sich bei Neugeborenen außerdem das Risiko für Allergien, für Asthma, für Neurodermitis[79] und auch für ADHS[80] erhöht.

Grund genug, um Weichmacher einen großen Bogen zu schlagen. Seit 2020 dürfen zwar Unternehmen in der EU die vier Phthalate DEHP, DBP, DIBP und BBP nicht mehr verwenden. Dennoch verstecken sich in Importwaren häufig immer noch Weichmacher – und regelmäßig werden Spielzeuge mit erhöhten DEHP- und auch DINP-Werten aus den Läden zurückgerufen. Also, gute Idee: Kindern keine billigen Plastikspielzeuge geben und Lebensmittel möglichst frisch und unverpackt besorgen.

Viel zu viele Kilos? Weg mit Zucker. Und weg mit ungesundem Plastik.

Entzündungen heilen. So geht‘s

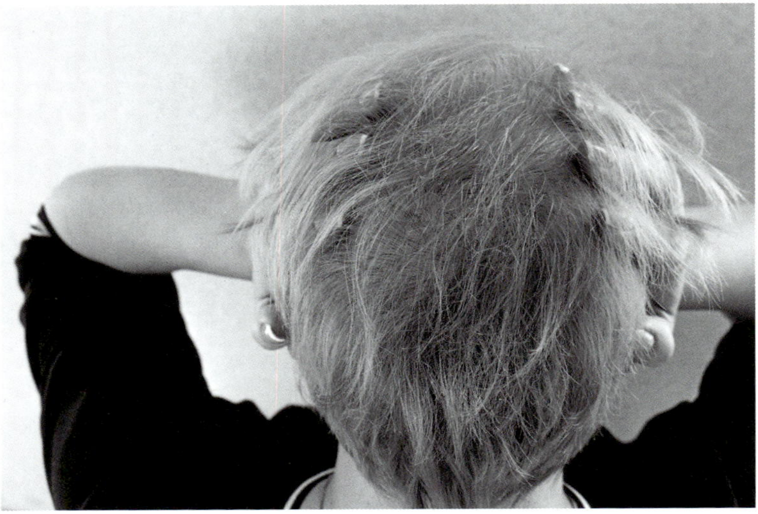

Als die Dame zu mir kam, hat sie gelitten, an ständigen, auch schmerzhaften Infekten. War in ständiger fachärztlicher Behandlung. Genützt hatte es nichts. Da suchte sie sich einen neuen Weg:

»Joggen, Trampolin, Eiweiß, Zink, Eisen, Omega 3, K_2, Tryptophan, Vitamin B_{12}, Magnesium. Ergebnis: Keine chronischen Entzündungen mehr, ruhiger und gelassener, aktiver und konzentrierter. Und meine ***HAARE WACHSEN WIEDER LOCKIG UND KRAFTVOLL*** *wie früher.«*

Geht es Ihnen auch so? Man spürt die Freude hinter diesen dürren Worten. Das geht noch tiefer: Hier hat wieder jemand gelernt, dass man das

Leben selbst gestalten kann. Raus aus der Entzündung. Rein ins Leben. Die Gebrauchsanleitung sehen Sie oben. Manchmal geht eine ganze Familie rein ins Glück, und dann bekomme ich Post:

»Unsere Tochter hatte früher in jedem Jahr zwei bis vier Nebenhöhlenentzündungen. Dabei kam es immer öfter auch zu Augenentzündungen, wobei sich das Ganze dann auf eine Gesichtshälfte ausbreitete.

Die Folge: Immer wieder Antibiotika und viele Fehltage in der Schule. Die HNO-/Augen-Oberärzte sahen den einzigen Ausweg in einer Nasen- und Tränenkanal-Operation. Unsere Tochter müsse mit zwei einen Zentimeter langen Narben an den Augen rechnen.

Gerade noch rechtzeitig sind wir bei Ihnen gewesen, die Augenentzündungen sind seitdem nie wieder aufgetreten, die Operation blieb ihr erspart und statt langer Schulfehlzeiten überraschte sie uns mit einem Einser-Abitur.

Aus dem äußerst zurückhaltenden, introvertierten Mädchen ist eine offene, selbstbewusste Frau geworden, die jeden Tag auf den Cross-Trainer springt. Was für eine unglaubliche Verwandlung!

Unser Sohn, der durch das Kortison (Neurodermitis/Asthma) in manchen Jahren kaum noch wuchs, ist jetzt richtig in die Höhe geschossen. Es ist so ein Glück, das miterleben zu können.

Bei mir haben das Tomaten- und das Nudelbuch dazu geführt, dass ich relativ flott 18 Kilogramm abgenommen und das neue Gewicht seit Jahren gehalten habe. Die Rosazea-Symptome sind weg, Migräne weg, Rückenschmerzen weg. Jedes für sich genommen – eine große Erleichterung!«

Und die Ursache? Der Grund? Doch wohl nicht der Arzt, also meine Person. Ich war doch gar nicht dabei. Ich habe lediglich ein paar Ratschläge gegeben. Freilich: Ratschläge, gegründet auf Blutmessung. Wissenschaftliche Präzision. Statt Esoterik. Genau das ist der hüpfende, springende Punkt.

»Wir danken Ihnen von ganzem Herzen, dass Sie uns mit der Empfehlung, mehr Eiweiß zu nehmen und Vitamine, Mineralstoffe und Omega 3 zu substituieren so sehr geholfen haben. Wenn das Strahlen, Hüpfen und Leuchten wieder ins Leben einziehen, dann ist das ein unbeschreibliches Glücksgefühl.«

Wenn Sie sich, wenn ich mich in diesen Brief einfühle, bekommen auch Sie merkwürdige Gefühle: Hier geht es doch nicht um ein Paar neue Schuhe, hier geht es um Krankheit, Schmerzen, Fieber, Operationen, Narben. Auf einmal überflüssig. Hier geht es um ein Klassenfoto (von mir gesehen mit einem tatsächlich auffällig kleinen Buben. Der jetzt

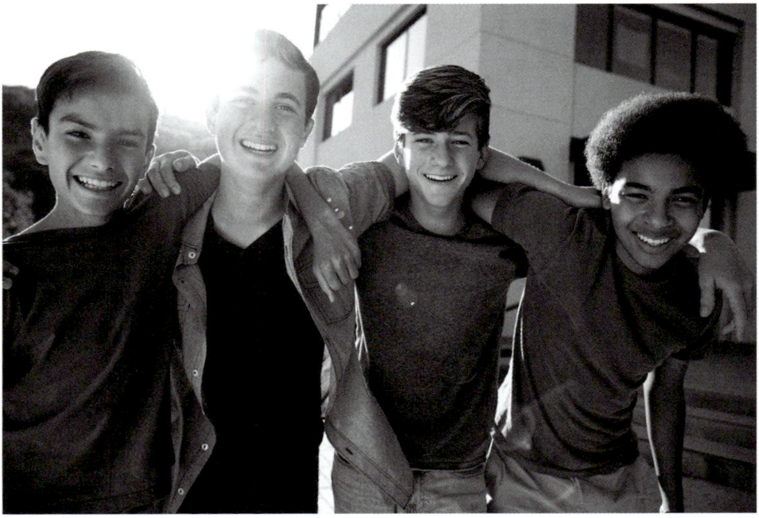

plötzlich in die Höhe geschossen ist). Was das für das Selbstbewusstsein ausmacht, kann jeder von Ihnen nachfühlen.

Kurz und gut: Medizin kann so sehr viel mehr. Wenn sie sich endlich auf die Basis besinnt: Molekularmedizin. Bestehend aus dem einfachen Dreiklang Bewegung – Ernährung – Denken. Tut all Ihren Organen und Ihrer Seele einfach nur gut.

- **Bewegung**. Wer läuft, steigert die Durchblutung der Muskulatur (Ihr Hauptorgan) um bis zu 10-fach, die Durchblutung des Gehirns (Ihr Nebenorgan) um bis zu 2-fach. Eine unerhörte Zahl! Es gibt kein Medikament der Welt, welches diese Werte auch nur annähernd erreicht.
- **Ernährung:** Mikronährstoffe wie Magnesium, Arginin, Citrullin öffnen nachweislich Blutgefäße, stellen sie weit, steigern die Sauerstoffversorgung der Organe. Denken Sie nur an den Herzmuskel, den armen. Der unablässig Tag und Nacht für Sie schuftet und arbeitet, ohne dass ihm je gedankt wird.
- **Denken:** Auch Meditation, also Tiefenentspannung, lässt glatte Muskulatur, also Ihre Gefäße, erschlaffen und erhöht die Durchblutung. Kann ich Ihnen innerhalb von fünf Sekunden an meinen Händen demonstrieren: Die werden mit Kurzmeditation schlagartig warm.

Kurz und gut: Molekularmedizin hilft nicht nur Ihrem »kranken« Organ, hilft nicht nur bei einer ganz »bestimmten Diagnose«, sondern automatisch und immer dem ganzen Menschen.

Ihnen.

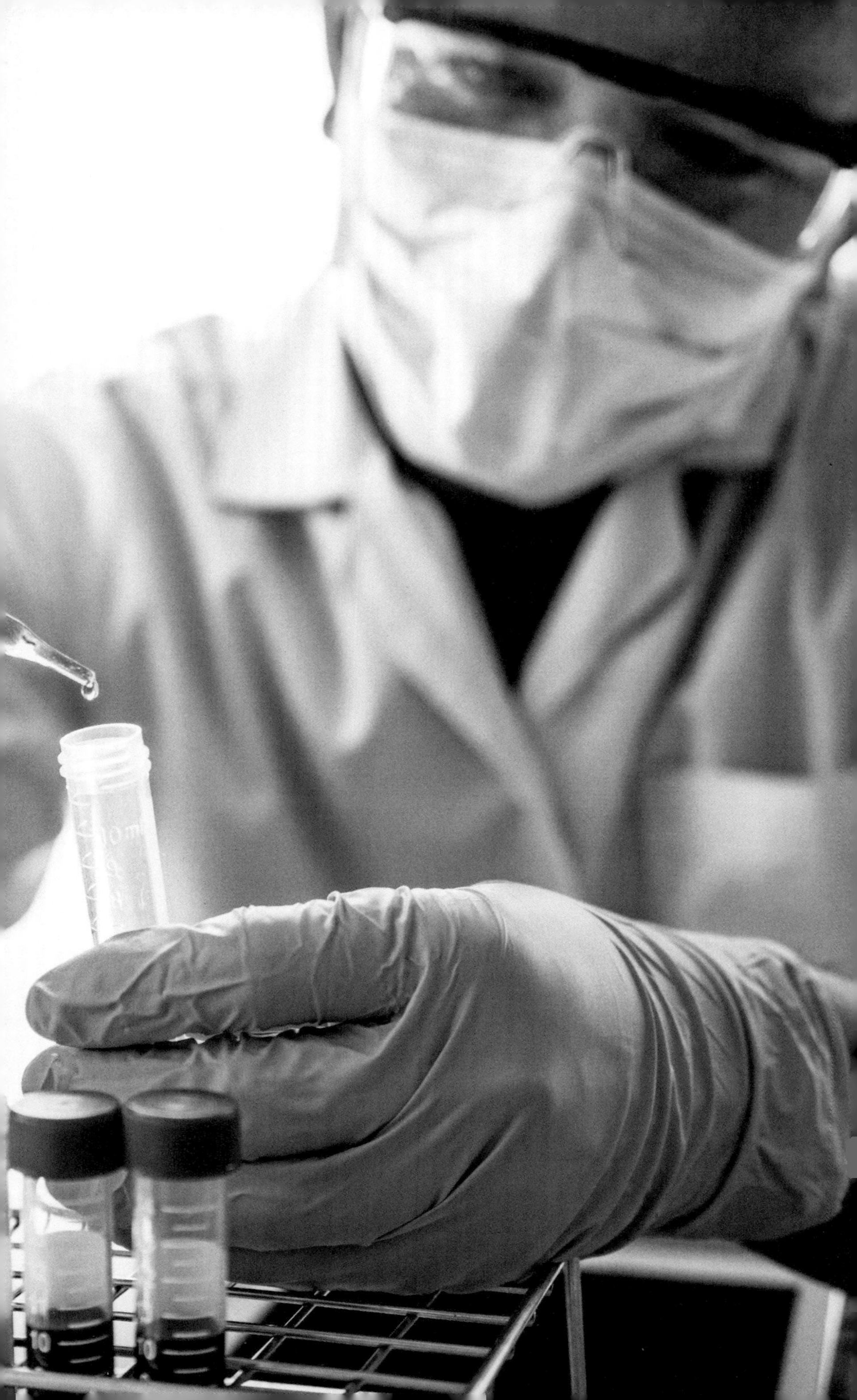

IV Spurensuche: Verborgene Krankheiten lesen

Molekularmedizin rät nicht, Molekularmedizin misst. Sie sucht nach Spuren im Blut, im Urin, in der Atemluft, im Puls. In den Netzen ihrer Spurensuchen verfangen sich Gründe, die weit über die üblichen Diagnose-Vermutungen hinausgehen. Molekularmedizin arbeitet mit Fakten, nicht mit Vermutungen. Deshalb gelingt ihr oft Heilung da, wo Schulmedizin nicht weiterweiß.

Messen statt raten

Es ist eine Frage der Reihenfolge: Erst die Diagnose, dann die Messung? Oder erst die Messung, dann die Diagnose? In der Schulmedizin wird zuerst eine Krankheit vermutet – Leberstörung, Rheuma – und dann die Spurensuche gestartet: Leberwerte, Rheumafaktor. Die Molekularmedizin geht umgekehrt vor: Zuerst werden möglichst viele Abweichungen und Besonderheiten Ihrer Organfunktionen gemessen, es wird ein möglichst vollständiges Bild der Biochemie Ihres Körpers gezeichnet. In Ihren Blutwerten zeigen sich zum Beispiel

- Mängel an Elektrolyten, die auf Herzrhythmusstörungen hinweisen
- Eine eingeschränkte Nierenfunktion, die deutliche Einschränkung der Lebensqualität mit sich bringt
- Fehler im Aminogramm, die in direktem Zusammenhang stehen mit fehlender Lebensfreude und Lebensenergie
- Mangel an Vitaminen wie Folsäure, dem Engpass bei der Herstellung Ihres Antriebshormones Dopamin, Ihres Glückshormones Serotonin

Die Schulmedizin vermutet eine Störung und misst spezielle Werte. Die Idee ist nicht falsch. Nur: Hinter jeder gemessenen Abweichung können viele Gründe stehen. Wer aber nur dem einen »Anfangsverdacht« folgt, dem werden andere und möglicherweise entscheidende Gründe entgehen. Vielleicht ist es nicht die Leber? Vielleicht ist es nicht Rheuma? Molekularmedizin rät nicht erst, sondern misst gleich. Sie wirft ein Netz aus, in dem sich möglichst viele Gründe verfangen und sichtbar werden. Sie arbeitet mit Fakten, nicht mit Vermutungen. Deshalb gelingt ihr oft Heilung da, wo Schulmedizin nicht weiterweiß.

Wie sich Krebs im Blut verrät

Prostatakrebs[81]. Für Männer unter 50 Jahre zum Glück (fast) kein Thema. Ab 75 Jahren geht es los: Von 100 Männern in diesem Alter bekommen sechs Prostatakrebs. Das ist viel, aber es gibt eine gute Nachricht: Von 100 Betroffenen sind fünf Jahre nach der Diagnose noch 89 am Leben. Je früher der Tumor gefunden wird, desto besser die Chancen. Das ist der Grund für das gesetzliche Früherkennungsprogramm in Deutschland für Männer ab 45 Jahren: einmal pro Jahr werden Beschwerden abgefragt, gesundheitliche Veränderungen untersucht, Prostata und Lymphknoten abgetastet. Doch nehmen nicht alle Männer diese Untersuchungen wahr. Und wenn doch, wird Prostatakrebs nicht immer gefunden:

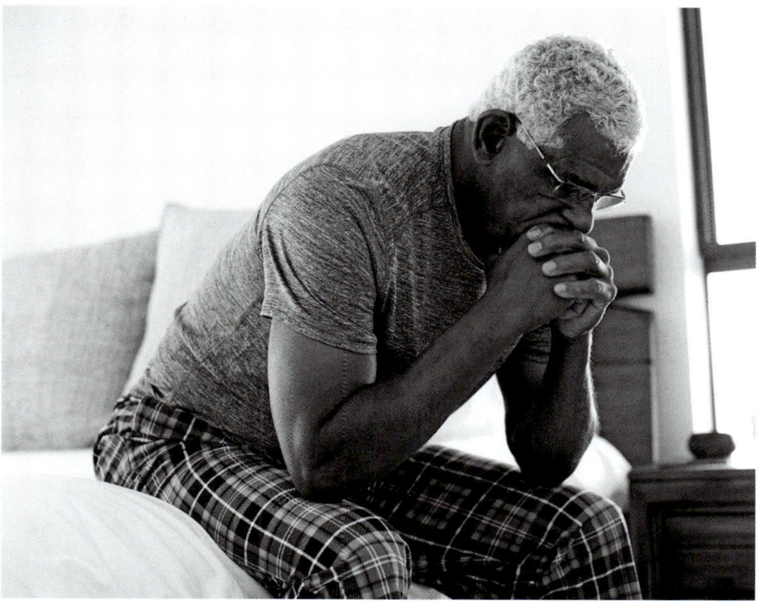

»Dank Ihrer schnellen Antwort Anfang Juli haben wir eine klare Antwort auf die quälende Frage bekommen, warum mein Mann fast 20 Kilo in gut einem Jahr verloren hat. Tatsächlich war es Prostatakrebs. Vorher waren wir bei zehn Fachärzten, keiner konnte es klären.«

Warum konnte es keiner klären? Weil keiner PSA gemessen hat. Wenn Sie meine früheren Bücher kennen, ist Ihnen dieser Fall vielleicht schon einmal begegnet. Und auch der folgende:

»Ein Mann, 50 Jahre alt, geht regelmäßig zum Urologen zur Vorsorgeuntersuchung. Zwei Tage nach der Untersuchung ruft die Praxis an: ›Was Sie auch immer machen, machen Sie es weiter! Als Sie vor acht Jahren das erste Mal bei mir waren, war Ihr PSA bei 2,2 – nicht schlimm, aber 2,2. Vor zwei Jahren dann bei 1,9 und jetzt nur noch 1,6. Das Testosteron ist im gleichen Zeitraum deutlich angestiegen.‹ Der Patient berichtet seinem Arzt, dass er Omega 3 nimmt, Vitamine, Zink etc. Darauf der Arzt: ›Ja dann …!‹ Fragt er: ›Wieso erzählen Sie mir das nicht?‹«

Was der PSA-Wert sagt – und was nicht

PSA steht für *Prostataspezifisches Antigen.* Es ist ein Eiweiß, das von der Prostata gebildet wird – also von der Vorsteherdrüse des Mannes. Die ist ungefähr so groß wie eine Kastanie und gehört zu den männlichen Geschlechtsorganen. PSA macht zusammen mit Sekreten aus anderen Drüsen die Samenflüssigkeit dünnflüssiger. Und die Muskeln der Prostata sorgen dafür, dass Sperma nicht nur tropft, sondern, nun ja: spritzt. Die Prostata steht wie ein Türsteher vor der Harnblase und der Harnleiter verläuft durch diese Drüse hindurch. Das ist der Grund, warum Sie mir bei vergrößerter Prostata schreiben: »Pipi: absolute Katastrophe. Viermal pro Nacht aufstehen. Prozedur jeweils eine halbe Stunde.«

Prostatakrebs

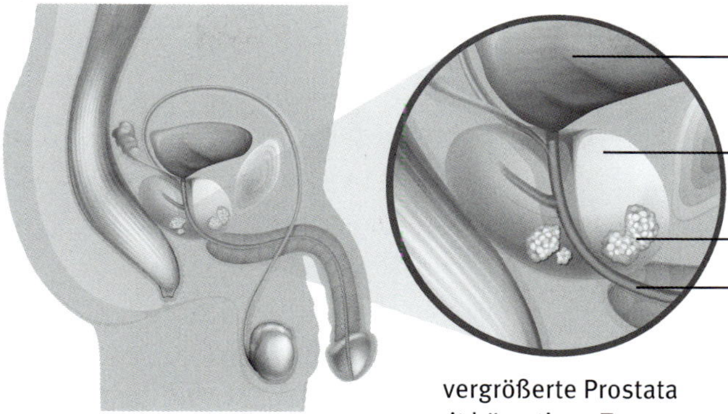

vergrößerte Prostata
mit bösartigen Tumoren

Leider gibt es nicht die eindeutigen und typischen Symptome, anhand derer sich ein Prostatatumor sicher und frühzeitig erkennen lässt. Meistens kommt es erst dann zu Beschwerden, wenn der Tumor schon so groß ist, dass er auf die Harnröhre drückt. Oder wenn sich Metastasen gebildet haben. Erste Hinweise geben aber folgende Symptome:

- Schmerzen im Kreuz (unterer Rücken), im Becken oder Ischiasschmerzen (Hüfte/Oberschenkel)
- Harndrang, vor allem in der Nacht
- Probleme zu Beginn des Urinierens
- Der Urin fließt nur schwach, mit Unterbrechungen oder gar nicht ab (Harnverhaltung)
- Schwache oder gar keine Erektion
- Wenig Samenerguss
- Schmerzen bei Ejakulation
- Blut im Urin oder in der Samenflüssigkeit

Alle diese Symptome treten auch bei gutartigen Prostatavergrößerungen auf. Trotzdem: Im Zweifelsfall immer zum Urologen gehen und abklären lassen.

Ihren PSA-Wert kann man in Ihrem Blut messen. Besonders hohe PSA-Werte können ein Hinweis sein auf Prostatakrebs. Müssen aber nicht. Normale oder niedrige Werte können ein Hinweis auf eine gesunde Vorsteherdrüse sein. Müssen aber nicht. Von 100 Männern mit Prostatakrebs haben typischerweise zehn bis 15 ganz normale oder sogar niedrige PSA-Werte. Gehört der PSA-Wert also in die Tonne?

Einerseits ist er schon in der Tonne. Laut US-Gesundheitsministerium wurden in den Jahren 1986 bis 2005 eine Million Männer operiert oder bestrahlt oder beides; rund 5000 von ihnen starben nach der OP, bis zu 70 000 litten unter starken Komplikationen, 20 000 bis 30 000 wurden impotent (kein Sex mehr) oder inkontinent (Windel). Deshalb hat die in den USA zuständige Services Task Force 2012 allen Ärzten der USA geraten, das Routine-Screening (PSA-Test) für Prostatakrebs einzustellen. Denn das Risiko der folgenden Behandlungen (und der Falschbehandlung) sei höher als der Nutzen. Auch hierzulande ist der PSA-Test keine Kassenleistung.

Andererseits: Richtig gelesen, zeigt der Wert doch eine wichtige Spur. Zum Beispiel im Vorher-Nachher-Vergleich. Wird in einer Operation zum Beispiel die komplette Prostata entfernt, produziert sie logischerweise auch kein PSA mehr. Dann ist auch kein PSA mehr im Blut nachweisbar. Tauchen bei einer Nachfolgeuntersuchung dann erneut PSA-Werte auf, ist der Tumor möglicherweise wieder da. Ein wichtiges Warnsignal. Erhöhte PSA-Werte treten außerdem auf bei

- Prostataentzündung
- Gutartiger Vergrößerung der Prostata
- Entzündung des Harnwegs
- Druck auf die Prostata beim Sport – vor allem Radsport

Kurz: Auf der Suche nach verborgenen Krankheiten ist der PSA-Wert eine spannende Spur, ein interessanter Fußabdruck. Ohne andere Puzzleteile wie der Vergleich mit einem früher gemessenen Wert, Einblicke mit Ultraschall, Kernspin oder einem Tastbefund sagt der Wert wenig aus.

PSMA – die präzisere Spur

Eine aussagekräftigere Spur als PSA bietet ein ähnlicher Wert: PSMA, das *prostataspezifische Membranantigen*. Das zusätzliche M steht also für »Membran«. Das PSMA ist genau wie das PSA ein Eiweiß. Der Unterschied: Auf gesunden Prostatazellen kommt dieses Eiweiß kaum vor. Auf Prostatakrebs und auf Metastasen findet sich die bis zu 1000-fache Menge. Und NUR dort. Je aggressiver der Krebs, desto mehr PSMA. Mit diesem Verfahren lassen sich nachwachsende Tumore und Metastasen gezielt aufspüren. (Auf das sogenannt PSMA-PET-CT Verfahren spezialisiert ist zum Beispiel der Bereich Nuklearmedizin der Uniklinik Köln.)

Wenn die Spurensuche Krebs auslöst

Eine andere Möglichkeit besteht darin, verdächtiges Gewebe direkt unter die Lupe zu nehmen. Per Biopsie. Eine Biopsie ist ein Nadelstich in Ihren Körper. In verdächtiges Gewebe. Man versucht, ein paar Zellen zu gewinnen, um dann zu entscheiden, ob Krebs vorliegt oder nicht. Ein vernünftiges Vorgehen, könnte man meinen. Nur: Krebsgewebe ist sehr stark durchblutet. Das lässt sich an den Kapillaren abzählen:

- Gesundes Gewebe: 6-35 Kapillaren/mm2
- Karzinom: 71-218 Kapillaren/mm2

Die Aggressivität eines Krebsgewebes wächst mit der Kapillarisierung. Einfacher gesagt: Je mehr kleinste Äderchen im Tumor, desto böser der Krebs. Das weiß man auch vom Prostatakarzinom. Und jetzt geht man hin und sticht in dieses maximal durchblutete Krebsgewebe hinein. Zerreißt die Kapillaren, zerreißt feinste Gefäße, die (zusammengelegt) eine Länge von 20 bis 50 Metern haben. Man möchte also nur mal nachschauen, ob vielleicht Krebs im Körper sitzt und verteilt dabei versehentlich Krebszellen im ganzen Körper.

Zusätzlich kommt es zu einer molekularbiologischen Katastrophe. Denn freigesetzt werden folgende Stoffe:

- **TGF-ß**[82]**:** Ein Zytokin, das eigentlich gegen Krebs wirkt. Bei fortgeschrittenem Krebs aber hemmt es die Zellen des Immunsystems, stört also z. B. Killerzellen bei der Arbeit.
- **FGF**[83]**:** Der *Fibroblasten*-Wachstumsfaktor macht Tumore mobil.
- **PDGF**[84]**:** Der *Platelet-Derived Growth Factor* spielt beim Bau neuer Blutgefäße (»Angiogenese«) eine wichtige Rolle. Da Krebszellen Angiogenese befeuern und selbst besonders stark durchblutet sind, wird der PDGF in der Krebsforschung untersucht.
- **VEGF**[85], *Vascular Endothelial Growth Factor*. Viele Tumore sind in der Lage, den Wachstumsfaktor VEGF selbst zu bilden. Sie bauen quasi ihren eigenen Dünger.
- **CCL2, CCL5, CCL28** sind entzündliche Chemokine. Chemokine steuern die Immunantwort. Sie lotsen weiße Blutkörperchen durch den Körper und greifen in die Angiogenese ein.
- **T-reg-Zellen:** Wurden früher Suppressor-T-Zellen genannt. Sie unterdrücken das Immunsystem.

Heißt in Summe: Alle diese Faktoren begünstigen den Krebsprozess und wirken als Brandbeschleuniger. Das tun wir im ungünstigen Fall also mit einer Biopsie:

- Der bösartige Prozess, wenn getroffen, kann beschleunigt werden.
- Das gutartige Gewebe, wenn getroffen, kann bösartig werden.

Kann. Muss nicht. Der Ausweg? Es gibt hochmoderne Methoden der Spurensuche. Kaum bekannte, aber genügend viele. Einen haben Sie soeben kennengelernt: PSMA.

Verflixter Rheumawert

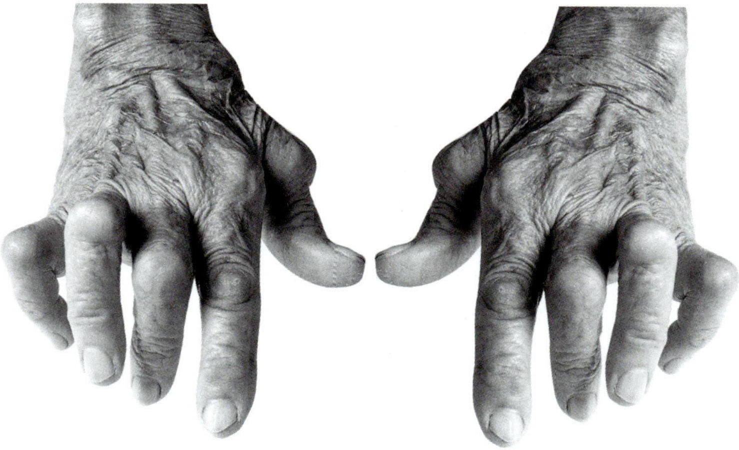

Sie war verzweifelt. Sie wusste nicht mehr weiter. Seit 40 Jahren hatte sie Rheuma: wechselnde, leider sehr starke Gelenkbeschwerden mit starker Anschwellung.

»Ich war bei soooo vielen Ärzten, so oft im Krankenhaus. Alles ist ausprobiert worden. Nichts hilft: Rheumatabletten, Schmerztabletten, Kortison, Methotrexat (ein Chemotherapeutikum). Doch die Schmerzschübe, die Schwellungen kommen immer wieder.«

Was tut der wissenschaftlich denkende Arzt? Er misst. Was tut der Molekularmediziner? Er misst. Also haben wir gemessen. Und fanden: massiv überhöhte Entzündungsfaktoren. Einen hochpositiven Rheumafaktor. Was steckt hinter diesem Faktor?

Happy Birthday Rheumafaktor

Der Rheumafaktor ist gerade 85 Jahre alt geworden. Es war Winter in Oslo, als es dem norwegischen Arzt Erik Waaler[86] zum ersten Mal gelang, das Blut von Rheumakranken vom Blut gesunder Menschen zu unterscheiden. Mit folgendem Versuch: Er nahm das Blutserum (also den klaren Teil) von Kranken und von Gesunden. Beide mischte er mit roten Blutkörperchen von Schafen, die gegen Immunglobulin G sensibilisiert worden waren. Ergebnis: Die Proben mit dem Blut der Rheumatiker verklumpten, die anderen nicht. Weil man nun nicht wusste, was genau zu der Verklumpung führte, nahm man einfach einen »Faktor« an: den »Rheumafaktor«. Elf Jahre später stießen die amerikanischen Forscher Harry Rose und Charles Regan von der Columbia-Universität in New York auf das gleiche Phänomen.

Rheuma wurde früher als Autoimmundefekt verstanden, bei dem B-Zellen Autoantikörper produzieren, genauer: Anti-IgG-Autoantikörper, die körpereigene Immunglobuline attackieren.

Heute wissen wir, dass wir es mit einem ganzen Schwarm von verschiedenen Autoantikörpern zu tun haben können (IgM, IgG, IgA, IgE). Und dass T-Zellen ebenfalls an der Entstehung von Rheuma beteiligt sind. Und zwar »autoreaktive«, also wild gewordene T-Zellen, die B-Zellen bei der Produktion von aggressiven Autoantikörpern unterstützen und die zusätzlich weiteres Unheil produzieren: z. B. Entzündung und Enzyme, die körpereigenes Gewebe zerstören (»Metalloproteinasen«). Die Sache ist also etwas komplizierter als vor 85 Jahren in Oslo vermutet.

ARTEN VON ANTIKÖRPERN

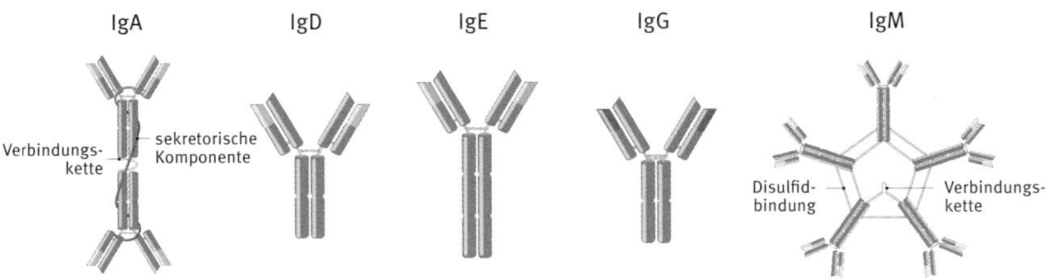

Wo der Rheumafaktor in die Irre führt

Rheumafaktoren sind bestimmte Autoantikörper, die sich gegen körpereigene Immunglobuline richten. Sie lassen sich im Blutserum nachmessen. Aber sie beweisen nichts.

Bei etwa der Hälfte der Rheumakranken ist der Rheumafaktor erhöht. Bei der anderen Hälfte nicht. Außerdem gibt es viele Menschen, die kein Rheuma haben, aber trotzdem einen erhöhten Rheumafaktor. Dafür gibt es zahlreiche Gründe:

- **Andere Autoimmunkrankheiten** wie Lupus erythematodes, Mischkollagenosen (eine Kombination mehrerer Autoimmunerkrankungen), Sklerodermie (eine Autoimmunerkrankung der Haut), Sicca-Syndrom (eine Autoimmunerkrankung, bei der Augen, Nase und Mundraum trocken werden), Sjörgen-Syndrom (Autoimmunerkrankung der Speichel- und Tränendrüsen)
- **Entzündungen/Infektionen** wie Kryoglobulinämie (Gefäßentzündung), Leberzirrhose, Hepatitis (Leberentzündung), Endokarditis (Herzentzündung), Tuberkulose, Infektionen mit Viren oder Parasiten
- **Krebs** oder auch Chemotherapie

Das heißt: Ein erhöhter Rheumafaktor legt entweder eine Spur ins Gruselkabinett oder sagt überhaupt nichts aus. Man weiß es leider nicht. Was fängt man mit einer solchen Spur also an? Man kombiniert sie mit einer anderen Spur: ACPA.

Achtung, Zungenbrecher: ACPA steht für *anti-citrullinierte Protein-Antikörper*. Das sind natürliche Antigene, die genau da aufkreuzen, wo Rheuma ist: innerhalb der entzündeten Gelenkinnenhaut und als frei herumschwimmende Antigene in der Gelenkflüssigkeit. Ein Knie, in dem ACPA gefunden wird, ist rheumatisch. Nachweisbar mit einem Labortest, der sogenannte Anti-CCP-Antikörper anzeigt. Seit Erfindung dieser Spurensuche findet man Rheuma deutlich früher – man kann also früher gegensteuern. Fragt sich nur: Wie?

Damit kommen wir zurück zum Fall oben. Bei der seit 40 Jahren an Rheuma leidenden Patientin konnten wir im Blut einen erheblich erhöhten Rheumafaktor sehen. Wir sahen aber auch: Das Immunsystem funktioniert. Sie war mit allen wichtigen Aminosäuren perfekt versorgt. Das heißt: Sie hatte die besten Voraussetzungen, eine Autoimmunerkrankung wie Rheuma in Schach zu halten. Die schlimmen Symptome abzufedern. Warum funktionierte das bei ihr nicht?

Das zeigten andere Werte: Viel zu wenig Vitamin D, viel zu wenig Selen, viel zu wenig Zink. Drei Faktoren, die direkt und außerordentlich positiv auf das Immunsystem wirken. Vor allem Zink: Das braucht der Körper, um sich aus den Aminosäuren ein starkes Immunsystem zu bauen.

Einige Monate später: Kontrolluntersuchung. In die Praxis kommt eine sichtlich verwandelte Patientin. Keine Angst mehr. Kaum noch Schmerzen. 40 Jahre seien praktisch auf den Kopf gestellt. 40 Jahre!

Erneute Blutanalyse. Und siehe da: Entzündung runter. Rheumafaktor runter. Vitaminversorgung rauf. Hauptfaktor für die Genesung war möglicherweise der nun perfekte Vitamin-D-Spiegel von 92 ng/dl.

Sehen Sie, das ist es, was ich meine. Natürlich gibt es Anhaltspunkte wie messbare IgM-, IgG-, IgA-, IgE-Autoantikörper, wie »anti-citrullinierte Protein-Antikörper« (ACPA). Außerdem, wenn Sie Lust auf noch mehr Zungenbrecher haben, gibt es noch »antinukleäre Autoantikörper« (ANA), die sich gegen ganz bestimmte Bestandteile des Zellkerns richten und auf Kollagenosen wie Lupus, Sklerose, Sjörgen-Syndrom etc. etc. hinweisen, und die sich selbstverständlich auch messen lassen. Ach ja, nicht zu vergessen den Marker »HLA-B27«, den man bei mehr als 90 Prozent der Menschen findet, deren Wirbelsäule entzündet ist – etwa bei Morbus Bechterew.[87] Aber was bringt das, wenn diese Marker keine exakten Hinweise sind auf bestimmte Erkrankungen? Und wenn man all diese Erkrankungen auch haben kann, wenn diese Marker nicht im Blut gefunden werden? Was soll das? Warum messen wir bei derartig verborgenen Krankheiten nicht einfach das Naheliegende? Aminosäuren? Vitamine? Also … Entzündung?

Entzündung ist messbar

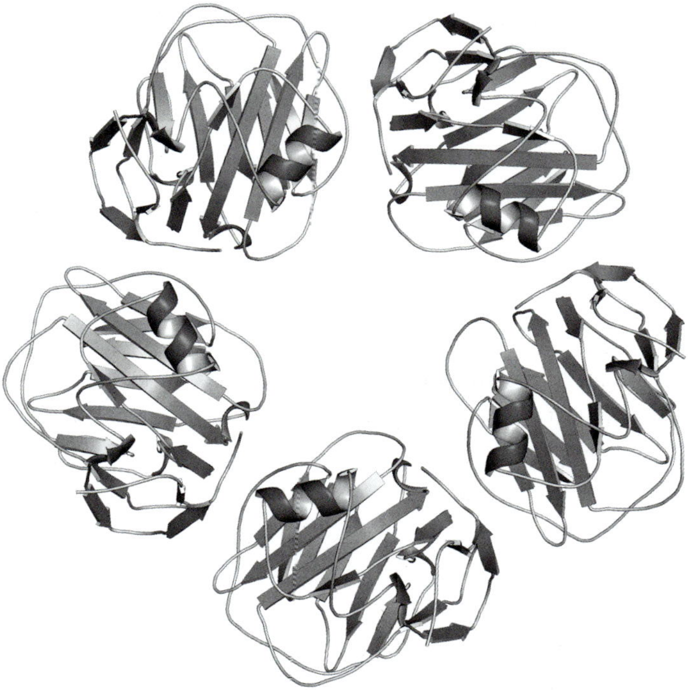

Allergie, Heuschnupfen seit Jahrzehnten – dass sich im Laufe der Jahre Asthma entwickelt, ist typisch. Dann Lungenentzündung, anhaltender Husten. Antibiotikum hilft nichts. Also kramt man Geräte heraus, um mehr Spuren zu suchen. In diesem Fall schaute man mit einem Schlauch direkt in die Bronchien (»Bronchoskopie«) – und fand einen Schimmelpilz. Verschrieben wurde Kortison. Half nicht. Kur in Davos. Half nicht.

Was empfiehlt die Molekularmedizin? Versorgungslücken schließen, Immunsystem scharf stellen, Stresslevel runterschrauben. Dann passiert's:

»Meine Kräfte nehmen spürbar zu. Ich habe kaum noch Asthmabeschwerden und die Entzündungswerte im Blut sind auf einen Normalwert gesunken. Der Lungenfacharzt war sehr erstaunt. Ich habe ihm aber nichts von Ihren Empfehlungen berichtet. Ich bin sehr froh!«

So zeigt sich Entzündung

Mit Entzündungen versucht der menschliche Körper, sich gegen Attacken zu wehren: Viren, Bakterien, Pollen, Parasiten und eben auch Schimmel. Entzündungen zeigen sich in Form von Fieber, von Schmerzen, aber auch anhand bestimmter Entzündungsparameter im Blut:

Leukozyten (»Leukos«) sind weiße Blutkörperchen. Hat der Mensch zu viele oder zu wenige davon, stimmt etwas nicht. Neben diesen Blutzellen werden auch die roten Blutkörperchen (Sauerstofftaxis) und Blutplättchen (Wundenschließer) gemessen.

Das Tempo der **Blutsenkung** zeigt, wie schnell die roten Blutkörperchen in einer Blutprobe absinken. Je schneller sie sinken, desto stärker die Entzündung. Eine besonders drastische Blutsenkung lässt sich ablesen bei Sepsis (Blutvergiftung).

C-reaktives Protein wird bei Infektionen und Entzündungen vermehrt gebildet – und zwar in der Leber. Als normal gilt ein CRP-Wert bis 5 mg/L Blutserum. Der CRP-Wert hängt direkt zusammen mit der Schwere einer Krankheit. In der Schulmedizin gelten Werte bis 50 mg/L als Zeichen für eine leichtere Entzündung. Werte über 100 mg/l zeigen eine schwere Grundkrankheit. Für mich beginnt Gesundheit bei einem Wert unter 1 mg/L.

Sind diese drei Werte erhöht, ist der menschliche Körper entzündet. Aber wo? Und warum? Das zeigen die Werte nicht an. Deshalb ist es wichtig, andere Spuren in Beziehung zu diesen Entzündungsfaktoren zu setzen: Aminosäuren, Vitamine, Fettsäuren, Mineralstoffe.

Wunderwaffe C-reaktives Protein

CRP. Ein einfacher Blutwert. Ist leider, leider häufig erhöht. Bedeutet dann, dass eine schleichende chronische Entzündung in Ihrem Blut Ihre Blutgefäße schädigt. Sie von innen zerstört. Sie rissig macht. Und dann kann sich da etwas Ungutes ablagern. Die Gefäße werden enger, die Durchblutung sinkt, der Körper wird krank.

Das Feuer im Körper hat leider auch noch andere Auswirkungen. Nämlich aufs Gehirn. Wissen wir schon seit 2010 aus einer Studie der Universität Münster[88]. Dort wird erstmals gezeigt, dass Menschen mit erhöhten CRP-Wert im Blut, also Feuer im Körper, in Hirntests schlechter abschneiden als Menschen ohne diese Entzündung. Beeinträchtigt durch die Entzündung sind besonders die Fähigkeit zum vernünftigen, planerischen Denken, außerdem das Gedächtnis und die Fähigkeit, überhaupt flüssig zu sprechen.

Zu allem Überdruss gelingt auch noch per Kernspin der Nachweis, dass im entsprechenden Bereich im Gehirn, im Frontallappen, deutliche Veränderungen zu erkennen sind. In der Studie genannt »mikrostrukturelle Desintegration«. Heißt: Ihr Hirn zerlegt sich selbst. Wie schafft C-reaktives Protein solches Unheil?

C-reaktives Protein

CRP ist ein Biomarker für Entzündungen und Infektionen. Der Wert steigt nach einer frischen Infektion steil an und fällt nach überstandener Krankheit wieder ab. Typische Beispiele sind Blasenentzündung, Lungenentzündung, Blinddarmentzündung. Der Wert ist aber auch bei chronischen Krankheiten erhöht wie Morbus Crohn, Rheuma, Krebs, Herzkrankheiten und Adipositas.

Das Protein besteht aus fünf identischen Bauteilen und ist darauf spezialisiert, Krankheitserreger zu erkennen. Also zum Beispiel Bakterien oder Viren. Hat es einen Erreger entdeckt, heftet es sich daran fest und löst eine Immunreaktion aus. Kopfkino: Polizei legt Übeltäter Handschellen an, ruft per Funk Verstärkung, Einsatztruppe macht Übeltäter unschädlich.

Wichtig zu wissen: CRP ist nicht die Ursache für die Gesundheitsrisiken, die aus einer akuten oder chronischen Entzündung folgen. CRP ist die Polizei.

WAS BEI HOHEN CRP-WERTEN PASSIERT

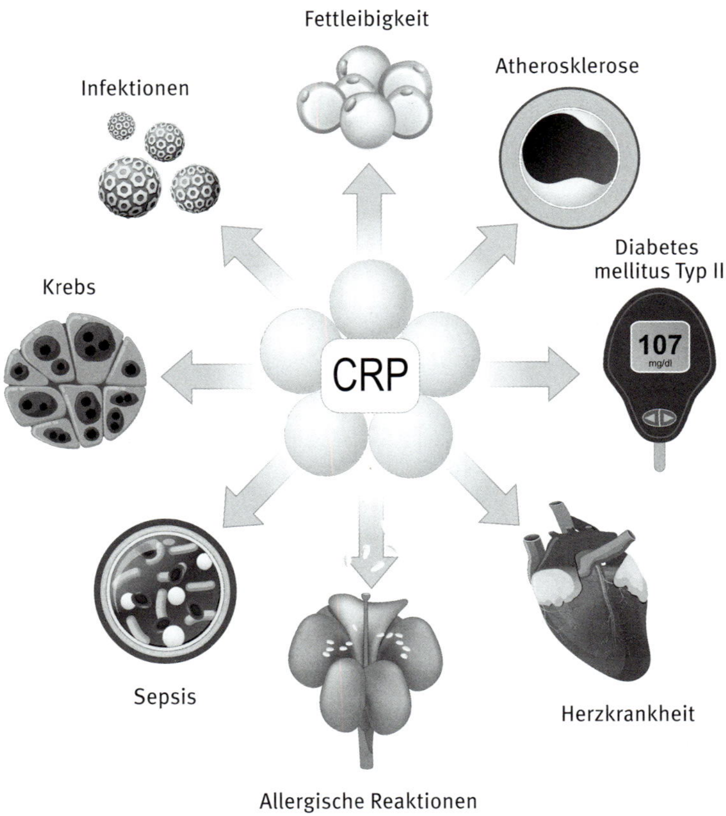

Antibiotikum hilft nicht immer

Um den CRP-Wert bei *bakteriellen* Entzündungen zu senken, helfen Antibiotika. Diese helfen *nicht gegen Viren.* Um bei einer lebensgefährlichen Entzündung herauszufinden, ob es schnell antibiotische oder antivirale Mittel braucht, hilft ein weiterer Blutwert: Procalcitonin (PCT).

PCT ist die Vorstufe eines Schilddrüsenhormons, das im menschlichen Blut normalerweise nicht messbar ist. Steigt der PCT-Wert plötzlich an, kämpft der Körper mit hoher Wahrscheinlichkeit mit Entzündung gegen Bakterien. Sind Viren der Auslöser der Entzündung, bleibt der PCT-Wert meist niedrig.

Akute Entzündungen können lebensgefährlich sein. Bitte nicht mit Kügelchen behandeln und auch nicht mit Nahrungsergänzungsmitteln, sondern mit Antibiotika. Ja: Diese können die Darmflora übel zurichten. Aber: Was nutzt dem Menschen ein gesunder Darm, wenn er tot ist? Eben.

Chronische Entzündungen sind langfristig hochgefährlich. Sie begünstigen all das, was man wirklich nicht haben will: Herzschwäche, Diabetes, Krebs, Depressionen und Alzheimer. Was dagegen hilft? Täglich »artgerechte« Ernährung mit viel Eiweiß, viel Fett, viel Gemüse, ohne Zucker. Tägliche Bewegung. Tägliche Entspannung.

Machen Sie bösartigen Bakterien gerne auch das Leben ungemütlich, indem Sie in Mund, Magen und Blase für den richtigen Säurewert sorgen (Geheimtipp: Gemüse). Und indem Sie in ihrem Darm ein gesundes Mikrobiom heranzüchten (Gemüse!).

Gegen gefährliche Viren und gegen Schimmel kommen Sie an, indem Sie Ihr Immunsystem scharf stellen (Laufen, Entspannen, Zink, Vitamin C, Aminosäuren und wieder Gemüse) und es mit Brocken neuer oder eigentlich vergessener Viren immer mal wieder daran erinnern, wie genau die schlimmsten Übeltäter aussehen. Das Prinzip der Impfung.

Sind Sie ein guter Fettverbrenner? Fragen Sie Ihren Atem

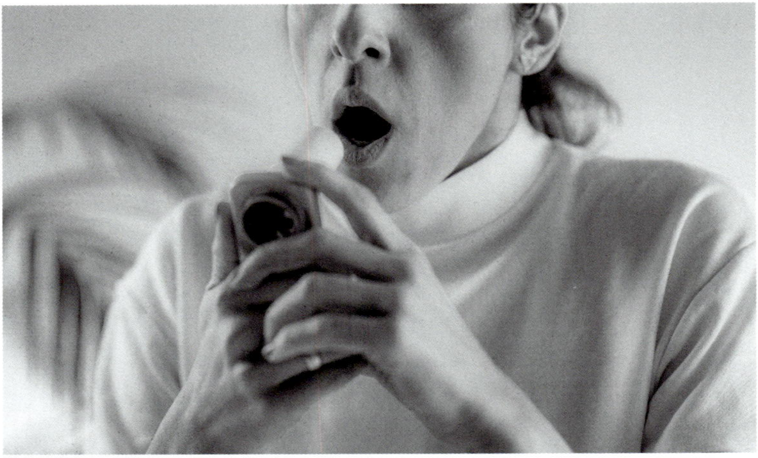

Sie haben's dicke. Leider nicht satt. Wollen endlich diese 15, 20, 30 Kilogramm überflüssige Fettzellen … nein, nein, nicht loswerden. Zellen wird man nicht los. Sondern … entleeren. Nur: Wie? Ideal wäre ketogene Diät: kein Zucker, kein Brot, keine Nudeln, kein Reis, keine Kartoffeln. Vier Wochen lang.

Dann purzeln die Pfunde, wenn (!) einige wenige kritische Blutwerte stimmen: Ferritin (in Ihren Worten: »Eisen«), Cortisol (das Stresshormon), Testosteron (auch bei der Frau), Wachstumshormon, Aminosäuren (Taurin) und so weiter.

Wer das vier Wochen lang durchhält, der schaltet in seinem eigenen Körper das nächste Level frei. Der schaltet einen Reservestoffwechsel frei, der immer dann anspringt, wenn Sie Ihre Kohlenhydrate verbrannt haben: Das nächste Level heißt Fettstoffwechsel.

Was Spirometrie messen kann

Was viele nicht wissen: Dieser Fettstoffwechsel steht nicht permanent im Hintergrund zur Verfügung. Er ist bei den meisten wohlgenährten Menschen der westlichen Welt nicht startklar. Er kann gar nicht startklar sein, weil er seine fettverbrennenden Enzyme nicht bauen konnte. Im Normalfall kann er sich diese Enzyme aber wieder bauen, sobald Sie ihn lassen. Und das heißt: Eiweiß-Fettsäuren-Vitamine-Mineralstoffe-Hahn ganz weit aufdrehen. Kohlenhydrathahn zudrehen:

»Große Augen machte ich, als ich meine erste Spirometrie auswertete: Man stellt über die Atemgase fest, ob man Kohlenhydrate oder Fett verbrennt. Stolz war ich, als ich plötzlich sah, als ich jäh verstand, dass Kohlenhydrate die Fettverbrennung stoppen. Und zwar komplett.«

Ihre Atemluft verrät Sie. Nennt sich Spiroergometrie: Sie schnaufen auf dem Ergometer in eine Maske, der Apparat analysiert und druckt aus. Eine interessante Alternative ist die Ruhe-Spirometrie. Sie sitzen nur da und atmen.

Gemessen wird der respiratorische Quotient, kurz RQ. Der zeigt das Verhältnis von der Menge Sauerstoff, die Sie einatmen und der Menge Kohlendioxid, die Sie ausatmen. Beträgt der Sauerstoffwert 100 und der Kohlendioxidwert 70, liegt Ihr Quotient bei 0,7. Und das heißt: 100 Prozent Anteil Fettverbrennung an Ihrem Stoffwechsel. Besser geht es nicht.

Ruhe-Spirometrie ist deshalb interessant, weil sie Ihre Fähigkeit zur Fettverbrennung zeigt, wenn Sie gerade *keinen* Sport treiben. Also zum Beispiel schlafen. Und die ganze Nacht über den Speckring an den Hüften verbrennen. (Oder leider nicht.) Ein entscheidender Vorteil, wenn Sie abnehmen wollen.

Leistungssportlerinnen und -sportler interessiert ein anderer Aspekt. Sie wollen wissen, ob sie bei hoher Leistung noch ausschließlich oder zum großen Teil vom Fett leben. Ob sie also ihre Kohlenhydratvorräte so lange wie möglich liegen lassen und erst dann anzapfen, wenn es auf den letzten Kilometern, den letzten Metern, in den letzten Minuten um alles geht.

Dahinter steckt ein Gesetz: Wenn Sie im roten Bereich laufen, im anaeroben Bereich, dann verbrennen Sie nur Zucker. Ausschließlich. Und da werden Ihre Vorräte sehr rasch aufgebraucht. Bei Kilometer 30 oder 35 im Marathon kommt dann der sprichwörtliche Mann mit dem Hammer. Den vertreiben Sie verzweifelt mit Powergel. Das geht. Aber: Sie brauchen ihn erst gar nicht zu vertreiben, wenn Sie Ihren Stoffwechsel möglichst lange souverän auf Fettstoffwechsel laufen lassen und erst zum Schluss umschalten auf Zuckerverbrennung. Der Hammermann kommt dann gar nicht. Um das zu erreichen, braucht es Fettstoffwechseltraining.

Das nächste Leistungslevel freischalten

Als ich 1989 erstmals über **Fettstoffwechseltraining** schrieb, interessierte es niemanden. Wirklich niemanden. Erst als Jan Fitschen mit diesem Trick im Jahr 2012 beim Berlin-Marathon als schnellster europäischer Teilnehmer 2:13:10 h lief, seine persönliche Bestzeit, konnte ich mich vor Anfragen nicht retten. Plötzlich wollte es jeder nachmachen.

Ich greife noch einmal tief in meine Studienkiste und zeige Ihnen die entscheidende Kurve. Besser gesagt drei Kurven. Aufgetragen ist unten die Leistung in Watt. Wenn Sie wollen, Ihre Geschwindigkeit. Und nach oben, ob Sie Fett verbrennen oder nicht. Von 0 Prozent bis 100 Prozent.

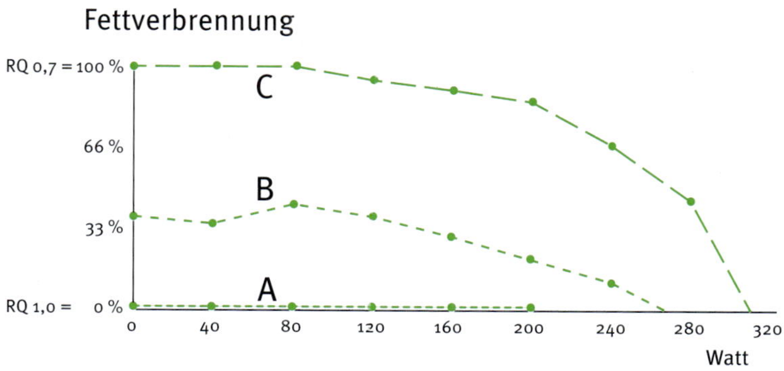

- **A: Null Fettverbrennung:** Die unterste gerade Linie zeigt zwei Drittel der Deutschen. Schon in Ruhe null Fettverbrennung, unter Belastung dann natürlich auch. Es wird nur Zucker verbrannt. Das Fett bleibt kleben.
- **B: 40 Prozent Fettverbrennung:** In der Mitte ein typischer Triathlet. Der hat eine etwa 40-prozentige Fettverbrennung. Nicht schlecht. Aber bei steigender Geschwindigkeit kommt nichts mehr. Wenn der hechelt, keucht, schwitzt, schreit sein Körper nach Zucker.
- **C: 100-prozentige Fettverbrennung in Ruhe:** Die obere Linie zeigt einen Menschen, der jede Nacht sein Fett verbrennt. Der bis 200 Watt von seinen Fettvorräten zehrt. Der sein Kohlenhydratdepot schont.

Beim Ironman springt die Zuckerverbrennung dann erst im Endspurt an. Also in den letzten zwei Stunden. Ein solcher Endspurt zieht sich. Mit 100 Prozent Fettverbrennung kein Problem. Dann gelingt so etwas wie deutsche Bestzeit in Hawaii 89 und die Weltbestzeit beim abschließenden Marathon, nämlich 3:10 h … Sie wissen schon: in der Altersklasse. Sie wissen schon: Wer das war. Das ist aber nicht der Punkt, auf den ich hinauswill.

Entscheidend ist die Frage: Sind Sie ein Fettverbrenner? Wenn Sie es sind, haben Sie – auch wenn Sie nicht geborener Leistungssportler sind, auch wenn Sie niemals Marathon oder Triathlon laufen wollen – kein Problem mit Übergewicht. Sie bleiben schlank und fit. Und wenn Sie doch laufen: Auch bei hoher Geschwindigkeit sich in der Fettverbrennung zu bewegen ist … pures Glück.

Wie kommt man dahin? Indem man noch ein bisschen konsequenter denkt als »mal vier Wochen weniger Brot«. Wir haben es hier mit einem exponentiellen Kurvenverlauf zu tun.

- Sparen Sie 50 Prozent Kohlenhydrate, passiert gar nichts. Merkt der Körper praktisch nicht.
- Streichen Sie 70 Prozent, sind die restlichen 30 Prozent immer noch zu viel. Schleusen Fett in die Fettzellen, verhindern Ketose.
- Ab etwa 80 Prozent Einsparung, im Einzelfall erst bei 90 Prozent, setzt der gewünschte Effekt ein: Jetzt plötzlich sinkt Ihr Gewicht. Jetzt plötzlich klären sich Ihre Gedanken.

Eine einfache Messung, eine einfache Spirometrie, in wenigen Tagen erledigt, bringt Klarheit. Würde wirken gegen das epidemisch zunehmende Übergewicht in Deutschland, gegen das tödliche Metabolische Syndrom. Gegen die grauenvollen Folgen für Diabetiker, denen Kohlenhydrate lange Zeit aufgezwungen wurden. So wie meiner Mutter. Erst blind, dann tot. Ich kann das den Erlanger Diabetologen nicht verzeihen.

Warum Urin nicht sauer sein muss

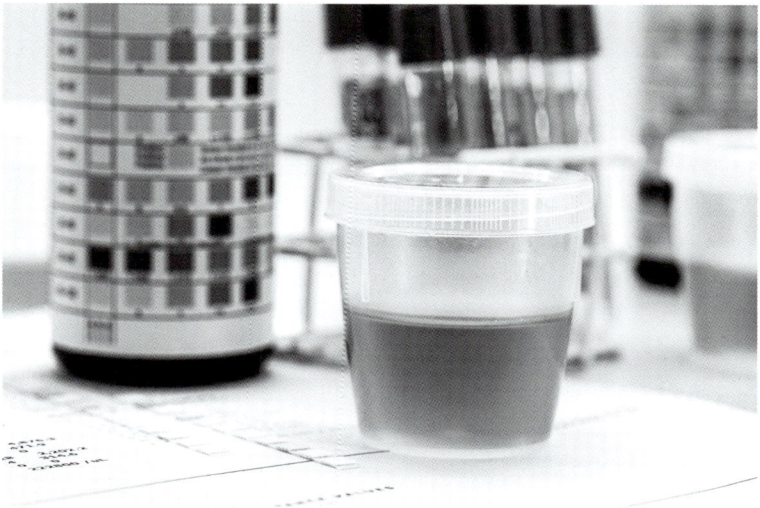

Entzündungen der Prostata und der Harnblase: Viele leiden jahrelang unter heftigen Schmerzen. Bekommen immer wieder Antibiotika. Trotzdem kommen die Entzündungen immer wieder. Nehmen die Lebensfreude. Lange Zeit. Der Arzt beißt sich die Zähne aus. Irgendwas stimmt hier nicht. Weil hier etwas grundsätzlich falsch verstanden worden ist? Vom Arzt? Darauf bringt uns ein außerordentlich gut durchdachter Beitrag im Forum unter strunz.com:

»Ich hatte etwa sieben (!) Jahre lang chronische Blasenentzündung, also mindestens einmal pro Monat, manchmal mehr, manchmal weniger. Ich habe in dieser Zeit Unmengen an Antibiotika genommen und viele Resistenzen entwickelt. Ich habe wirklich alles ausprobiert, weil ich diese mistige Krankheit um jeden Preis loswerden wollte.

Ein Urologe hat mir damals geraten, den Urin mittels Methionin und reichlich Vitamin C anzusäuern. Ich hatte daraufhin zwei Wochen lang extreme Unterleibsschmerzen und die Blasen-Sache wurde nur noch schlimmer.«

Kurze Erklärung: In der schulmedizinischen Urologie gilt es als ausgemacht, dass »saurer Urin« wie ein Gift gegen Eindringlinge wirkt. Bei einer Blasenentzündung sind diese Eindringlinge typischerweise Bakterien, und meistens die gefürchteten **E. coli**, die aus der Darmflora in die Harnwege wandern. In seltenen Fällen treten auch Enterokokken, Proteus mirabilis, Klebsiella, Enterobacter oder Pseudomonas auf. Um den Urin »anzusäuern«, wird also Vitamin C verschrieben, Methionin, auch das verbreitete Hausmittel Cranberrysaft und eigentlich jeder Saft macht Urin sauer.

Den Säuregrad des Urins kann man sehr einfach mit Teststreifen messen. Das können entweder Spezialtests sein, es funktioniert aber auch mit preiswerten Lackmustests. Diese funktionieren mit einer besonderen Art von Baumflechte (Lackmus), die sich abhängig vom Säuregrad verfärbt.

*»Mir (als blutigem Laien damals) ist allerdings damals schon aufgefallen, dass der pH-Wert im Urin immer sehr niedrig war, also sauer, wenn ich eine Blasenentzündung hatte. Also habe ich geschlussfolgert, dass sich die Bakterien im sauren Milieu dann vermutlich doch recht wohlfühlen, was ja im genauen **Gegensatz** zu dem steht, was mir der **Urologe** gesagt hat.*

Ich habe also darauf geachtet, mich basischer zu ernähren und jeden Abend vor dem Schlafengehen eine Tablette Natron zu nehmen. Ich habe damit meine Blasenentzündungen drastisch gesenkt und habe seitdem nie wieder Antibiotika genommen.«

Was gegen Blasenentzündung hilft

Die Schulmedizin sagt: Saurer Urin hilft gegen Blasenentzündung. Verschreibt Vitamin C und Methionin. Viele Betroffene sagen: Saurer Urin macht alles nur schlimmer. Nehmen dann Basenpulver oder Natron ein, essen viel Gemüse und trinken viel Tee und Wasser. Und berichten von Heilung. Was stimmt denn nun?

Zwar geben einige wenige Studien Hinweise auf einen Infektionsschutz durch Methionin[89]. Nur Hinweise, keine Beweise. Aber: Dass E. coli in der Lage ist, im extrem sauren Milieu des Magens[90] zu überleben, sollte stutzig machen. Insofern war der Weg des Patienten oben sehr richtig: Wenn sich Bakterien an saurem Urin nicht stören, genau dieser saure Urin aber in der entzündeten, geschwollenen Harnröhre extreme Schmerzen auslöst – dann versucht man eben etwas anderes. Man macht den Urin etwas weniger sauer.

Wie das geht, kann man sich bei den Affen abschauen. Glauben Sie, dass ein Schimpanse chronische Blasenentzündung hat? Hat er nicht. Der isst 70 Prozent grüne Blätter und 30 Prozent rohes Fleisch. Der isst mit Sicherheit basisch. Also richtig. In Ihrer Sprache: Eiweiß plus Fett, plus Gemüse. Perfekter essen als ein Schimpanse (unser nächster Artverwandter) kann man nicht. Der sitzt auch nicht nur am Schreibtisch. Bewegt sich. Der regt sich auch nicht den ganzen Tag auf. Ruht sich regelmäßig aus. Alles genetisch korrekt.

Was dann passiert? Das Immunsystem fährt hoch. Je stärker das Immunsystem, desto weniger unerwünschte Bakterien nisten sich in die Schleimhäute der Harnröhre und Blase ein. Sie kommen erst gar nicht dazu, irgendwo Entzündungen auszulösen, weil sie mit dem Urin gleich wieder herausgespült werden. Was das jetzt mit der Frage nach »sauer« oder »basisch« zu tun hat? Tja.

Noch einmal zurück zu den oben genannten Studien. Ging es da um »sauren« Urin? Ging es nicht vielmehr um Methionin? Jedes einzelne Eiweißmolekül in Ihrem Körper beginnt mit der Aminosäure Methionin. Diese ist also Grundvoraussetzung dafür, dass sich solch eine Aminosäurekette, genannt Protein, überhaupt bilden kann.

Ohne Methionin keinerlei Eiweiß in Ihrem Körper. Also kein Knochengerüst, kein rotes Blut, kein Immunsystem, kein Muskel, keinerlei Struktur. Nichts. Gar nichts. Methionin ist die wichtigste Aminosäure in Ihrem Körper. Unverzichtbar. Macht Ihre Abwehr stark. Auch gegen Blasenentzündung.

Warum Sie dann bei Blasenentzündung den pH-Wert Ihres Urins messen sollten? Mit billigen Teststreifen aus der Drogerie? Weil es das Saure ist, das Ihnen Schmerzen bereitet. Und das können Sie abstellen. Natron, Wasser, Gemüse. So einfach.

Harnanalyse mit Teststreifen

Ähnlich wie Blut gibt auch Urin wichtige Hinweise, wie es um die Gesundheit eines Menschen steht. Spezielle Teststreifen zeigen zum Beispiel das Schwangerschaftshormon Beta-HCG an. Andere Teststreifen zeigen Spuren von Blut, Zucker, den Säuregrad und vieles mehr:

pH-Wert zeigt den Säuregrad einer Flüssigkeit. Die Bezeichnung meint das »Potenzial des Wasserstoffs« (»potentia hydrogenii«). Denn eine Flüssigkeit ist dann sauer, wenn in ihr viele reaktionsfreudige Teilchen unterwegs sind. Elektrisch geladene Wasserstoffteilchen (H^+) sind genau das.

Bei gesunden Menschen schwankt der pH-Wert des Urins um 5 und 6, manchmal auch darüber und darunter. Sehr wenig Säure kann ein Hinweis auf eine Harnwegsinfektion sein – Bakterien können den pH-Wert aktiv verändern. Sinkt der Wert unter 5, kann das ein Hinweis sein auf Diabetes.

Nitrit: Manche Keime bilden aus dem Nitrat des Urins das Molekül Nitrit. Zeigt der Teststreifen Nitrit, kann das ein Hinweis auf eine Infektion sein.

Rote Blutkörperchen: Zeigt der Teststreifen rote Blutkörperchen, führt diese Spur möglicherweise zu einer Entzündung der Harnwege oder sogar zu Krebs. Blutzellen finden sich aber auch nach anstrengendem Sport oder während der Periode einer Frau. Finden sich auch weiße Blutkörperchen, kann das für eine Entzündung der Blase oder der Niere sprechen.

Bilirubin/ Urobilinogen: Urin ist gelb, weil diese Farbe beim Abbau des roten Blutfarbstoffes Hämoglobin entsteht. Urobilinogen entsteht aus diesem gelben Bilirubin. Erhöhte Werte können eine Leberkrankheit anzeigen.

Glukose (Zucker): Glukose im Urin kann auf Diabetes hinweisen. Oder auf eine Schwangerschaft. Oder auf Krebs. Am besten beim Arzt abklären lassen.

Ketone: Ketone im Urin zeigen, dass verstärkt Fett abgebaut wird – man also abnimmt. Oder fastet. Achtung bei Diabetes: Hier können Ketonkörper im Urin vor einer Entgleisung des Stoffwechsels warnen.

Eiweiß: Zu viel Eiweiß im Urin (Albumin) kann eine Nierenerkrankung anzeigen.

Kann, muss nicht. Urin-Schnelltests können immer nur erste Hinweise liefern, die dann professionell abgeklärt werden sollten. Oft laufen die Spuren ins Leere: Stehen Urinproben zum Beispiel zu lange in der Praxis, vermehren sich Bakterien, schon kommt es zu einem falschen Ergebnis. Wer unmittelbar vor dem Urintest Sport treibt oder Sex hat, erhält möglicherweise falschen Alarm. Das Gleiche passiert während der Periode oder bei Medikamenteneinnahme.

Ein Urintest in Eigenregie oder beim Arzt kann also ein sinnvolles Mittel der Spurensuche und der Selbstheilung sein. Die Ergebnisse sind aber immer nur als kleiner Baustein in einem größeren Mosaik von Hinweisen zu lesen.

Das Herz muss tanzen

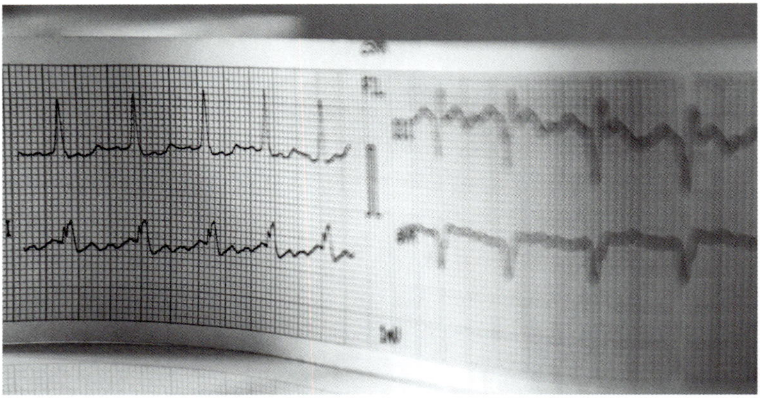

Das zentrale Wort, wenn es um sportlichen Erfolg geht, heißt Regeneration. Nicht etwa Trainingsprogramme. Noch geschicktere, noch optimalere Leistungspläne. Nein, nein: Regeneration führt zu Trainingsfortschritten, Kraftzuwächsen, besseren Wettkampfzeiten. Und die lässt sich messen anhand der Herzfrequenzvariabilität (HRV). Dieser Wert zeigt, wie sich der zeitliche Abstand zwischen den einzelnen Herzschlägen verändert. Und damit kommen wir zu einem sehr verbreiteten Missverständnis, zu dem ich im Forum unter strunz.com eine so charmante wie erhellende Diskussion entdeckt habe:

»Hallo, ich habe einen unregelmäßigen Puls. Das habe ich selbst schon öfter bemerkt am Blutdruckmessgerät. Eine Ärztin hat es auch bestätigt beim Leistungs-EKG, meinte aber, sie glaubt das sei nicht so schlimm. Was meint ihr dazu? Bin sonst fit. Gruß Friedemann«

»Hallo, Friedemann, wie stehts mit deinem Kalium- und Magnesiumspiegel? Gruß, Reinhard«

»Viele habe Extrasystolen, ohne dass sie es bemerken. Wenn das Herz gesund ist, ist es kein Problem. Probiere es doch mit Magnesium. Mach ich auch. Alles Gute Patrizia«

»Hallo, mir hat mal ein sehr guter Arzt gesagt, das hat fast jeder, der eine merkt es, der andere nicht. Im Übrigen sagte er mir auch, wenn das Herz ganz exakt auf die Millisekunde gleichmäßig schlägt, dann ist das ein gutes Zeichen, dass der Tod kurz bevorsteht. Gruß, Ron«

»Hallo, Friedemann, das trainierte Herz schlägt variabler. Es tänzelt. Mal schneller. Mal langsamer. Du solltest auf ausreichend Mineralstoffe achten und ggf. einen Kardiologen aufsuchen. Grüße Hubert«

Das Herz ist kein Drummer

Das gesunde Herz ist kein Schlagzeuger, sondern ein Tänzer. Wenn es zwischen den einzelnen Beats um mehr als 100 Millisekunden vom Takt abweicht, dann zeigt das seine Anpassungsfähigkeit. Es kann dann bei Stress oder im Wettkampf rasch hochschalten und danach schnell wieder zur Ruhe kommen.

Wenn Sie schon einmal ein EKG gesehen haben, dann wissen Sie: Die großen Ausschläge stehen eben nicht in exakt gleichen Abständen voneinander entfernt. Die Abstände schwanken. Und das ist die gewünschte Herzfrequenzvariabilität.

Das ist ein Perspektivenwechsel für jeden von Ihnen, der unter Herzrhythmusstörungen leidet. Der angstvoll nach seinem Puls horcht, manchmal in Todesangst. Bitte umdenken: Je *un*regelmäßiger das Herz in Ruhe schlägt, desto entspannter ist der Mensch.

Pulsuhren zeigen also eine wichtige Spur: Ihren Erholungszustand. Je mehr Ihr Herz tanzt, desto sicherer können sie sein, genug zu schlafen, ihren Stress souverän im Griff zu haben und das richtige Maß an Training gefunden zu haben. Sie ernähren sich gesund und leben in einem Klima, das Sie nicht weiter belastet.

Eine hohe, gesunde HRV bedeutet eine Schwankung der Pulswerte von etwa 30 (bei Ruhepuls 60 also Werte zwischen 45 und 75). Ein niedriger HRV schwankt um 10 Schläge oder weniger.

Jeder tickt anders

Nun weiß die Pulsuhr nicht, welcher Wert für Sie richtig ist. Idealwerte gibt es nicht, weil jeder Mensch anders tickt. Ein junger, sportlicher Mensch kann eine geringere HRV haben als ein älterer, unsportlicher Mensch. Dabei nimmt die Herzfrequenzvariabilität eigentlich mit dem Alter ab.

Absolute Werte sagen nichts aus. Was zählt, ist Ihre persönliche Spanne zwischen »völliger Ruhe« und »völliger Erschöpfung«. Diese Spanne lernt Ihre Uhr und berechnet entsprechende Vorschläge für Ihre Trainingspläne.

Und da ist der Haken. Die HRV zeigt zwar an, dass der Mensch erschöpft ist. Sie weiß aber nicht, warum er erschöpft ist. Vielleicht steckt ihm kein Training in den Knochen und auch kein Wettkampf, sondern Streit in der Familie. Stau in der Stadt. Schockierende Bilder in den Nachrichten.

Das Herz tanzt für uns – aber es ist blind. Und so kann die HRV-Methode niemals die Spur zu einzelnen Stressfaktoren freilegen. Sondern nur das gesamte Schlamassel: der komplette Effekt aller Stressoren, die uns an den Nerven sägen.

Die Pulsuhr nimmt uns also die Spurensicherung ab – aber nicht das detektivische Denken, das den Menschen zu seinem ganz eigenen, ganz besonderen Weg der Selbstheilung führt.

Gut zu wissen: Derzeit werden Smartwatches entwickelt, die nicht nur den Puls, sondern auch die Körpertemperatur, den Glukose- und den Alkoholgehalt im Blut messen können. Das Ergebnis wird nicht weniger sein als eine *Miniklinik* am Handgelenk. Die dabei entstehenden Daten werden nicht nur für die User selbst interessant sein, sondern zunehmend auch für Ärztinnen und Ärzte.

Die Zukunft ist da

Laut Herzstiftung haben in Deutschland etwa 1,8 Million Menschen regelmäßig Vorhofflimmern. Das heißt, die Vorhöfe des Herzens zucken schnell, unregelmäßig und unkoordiniert. Wer unter Vorhofflimmern leidet, steht unter hohem Schlaganfallrisiko. Hierzulande werden 20 Prozent der insgesamt rund 270 000 (!) Schlaganfälle durch Vorhofflimmern ausgelöst.[91] Fast jeder zweite stirbt in den fünf Jahren nach dem Schlaganfall. Wäre es da nicht wundervoll, einen Schlaganfall von vornherein verhindern zu können?

An dieser Stelle kommen Gesundheitstracker wie Smartwatches, Smartringe, Fitness-Tracker, smarte Pflaster und jede Menge anderer tragbarer Gesundheitstracker ins Spiel, die schon heute mehr als 7500 verschiedene Variablen messen und aufzeichnen können. In Verbindung mit künstlicher Intelligenz – also automatischer und (hoffentlich!) intelligenter Auswertung der Daten – ergeben sich drei ganz neue Wege, verborgene Krankheiten ans Licht zu holen, zu heilen oder zumindest gut damit zu leben.

Frühdiagnose: Tragbare Gesundheitstracker sind in der Lage zu erkennen, ob etwa eine ältere Person beim Gehen immer unsicherer wird oder ihre Arme anders schwingt als zuvor. Schon geringe Veränderungen können Anzeichen für Parkinson sein, das sich molekularmedizinisch gut behandeln lässt. (Stichwort: Aminosäure L-Dopa. Mehr dazu in *Die Amino-Revolution*, Heyne.)

Gesundheitstracker können zum Beispiel auch Schwangerschaften sehr früh erkennen, sodass Frauen mit der Einnahme von Folsäure beginnen können – und Schlussstrich unter Alkohol und Nikotin ziehen. Für die Gesundheit des Babys sind beide Kurskorrekturen entscheidend. Je früher, desto besser.

Besonders wichtig, aber heute noch Zukunftsmusik: Smartwatches werden (hoffentlich!) eines Tages in der Lage sein, Entzündungsmarker zu messen. Gerade diese Werte liefern besonders wichtige Hinweise auf verborgene Krankheiten und auf den Weg zurück zur Gesundheit.

Individuelle Heilung: Wer seinen persönlichen Blutzuckers permanent sehen kann, der findet ziemlich schnell heraus, ob z. B. Bananen bei ihm den Blutzuckerspiegel so in die Höhe katapultieren, dass er doch besser auf heimische Äpfel umsteigt (obwohl die so furchtbar sauer sind). Bei Herzproblemen kann es die Lebensqualität enorm steigern, wenn man die Wirkung von Magnesium und Kalium permanent beobachtet – und die individuelle Einnahme immer weiter optimiert.

Management chronischer Krankheiten: Dass tragbare Gesundheitstracker auch das Leben mit Diabetes vereinfachen, ist keine ganz so neue Erkenntnis. Jetzt wird das Prinzip für alle möglich, die Diabetes vermeiden wollen. Wenn jeder Blutzuckerausschlag mit ekligem Alarm quittiert wird, helfen die kleinen Geräte vielleicht, zumindest einigen kleinen gemeinen Zuckerbömbchen auszuweichen. Fitnesstracker können außerdem motivieren, sich jeden Tag ein wenig mehr zu bewegen – was auch direkt gegen die Entstehung von Diabetes wirkt.

Natürlich sind Fragen des Datenschutzes zu klären. Klar. Natürlich braucht es Regeln, welche Daten permanent von Ärztinnen und Ärzten beobachtet werden sollen, wie diese Arbeit honoriert werden kann, welche dieser Daten die Krankenkassen sehen dürfen oder sollten (oder lieber nicht) und wer den ganzen Smartspaß bezahlt. Im Moment sind es die User. Laut der britischen Wirtschaftszeitung *The Economist*[92] wurden im Jahr 2020 bereits 200 Millionen Geräte verkauft, für 2026 werden doppelt so viele erwartet. Jeder vierte Amerikaner läuft bereits mit einem Gesundheitstracker durch die Gegend. Sie auch?

Die Blutanalyse bleibt zentral

In diesem Kapitel haben Sie also gesehen, dass es neben der Blutuntersuchung weitere aussagekräftige Methoden der Spurensuche gibt: Spirometrie, Urinanalyse und HRV-Messung. Dennoch ist die Blutanalyse für die Molekularmedizin zentral.

- Für Ihre erste Blutanalyse brauchen Sie eine Ärztin oder einen Arzt mit molekularmedizinischer Schulung, der Ihre Werte im Detail analysiert, interpretiert und Ihnen Empfehlungen geben kann zu den drei großen Stellhebeln: Ernährung (auch: Nahrungsergänzungsmittel), Bewegung, Denken/Meditation.
- Von jetzt an haben Sie sich selbst in der Hand. Sie können jederzeit Laborkontrollen in Auftrag geben – wenn Sie mögen auch direkt in einem Labor. So sichern Sie sich ab. Sind Sie auf dem richtigen Weg? Muss noch etwas getan werden? Sie haben plötzlich also das Heft in der Hand.
- Kontrolliert werden bevorzugt die noch nicht optimalen Werte. Durch Vergleich der Zahlen finden Sie heraus, ob Sie höher substituieren müssen, ob es genügt, ob Sie Ihr Ziel erreicht haben.
- Diese Kontrollen kann man selbstverständlich öfter durchführen. Wir raten grundsätzlich zu mindestens einer zweiten Kontrolle nach sechs Monaten.
- **Ziel:** Optimierung möglichst vieler Blutwerte. Denn optimale Blutwerte begünstigen die Selbstheilung.

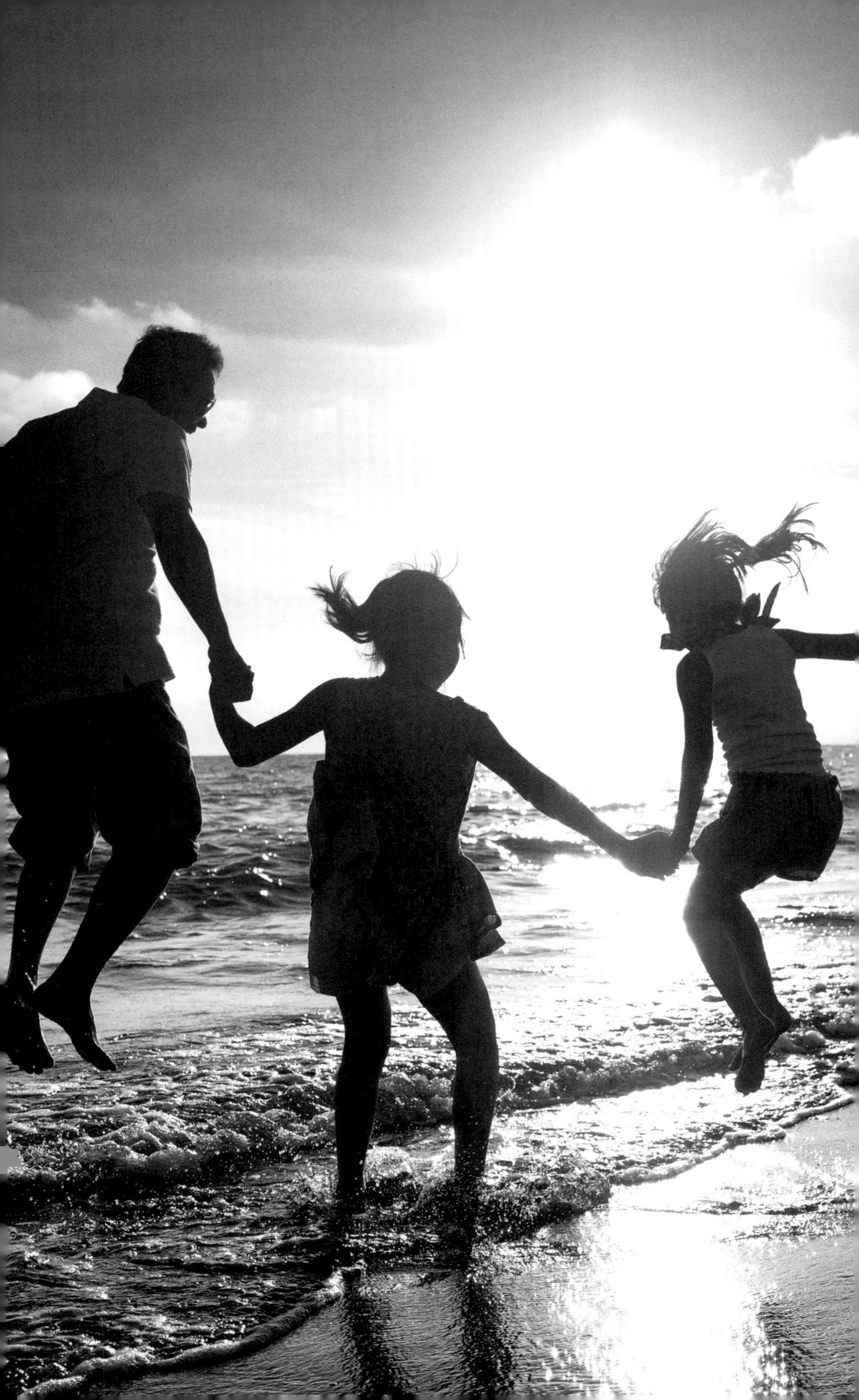

V Zurück zur Gesundheit

Nicht alles lässt sich komplett ins Gute wenden. Nicht immer ist Heilung perfekt, hundertprozentig. Darum geht es auch gar nicht. Es geht um den anderen Blick aufs Leben. Um das Denken in Möglichkeiten. Um das »innere Leuchten«, das nach langem Leiden plötzlich wieder da ist. »Ohne Paukenschlag – als wäre es nie weggewesen. Es ist seitdem geblieben. Es wird noch besser.« So beschreiben Sie das, was Molekularmedizin bewirkt. Sie haben es erlebt. Sie müssen es wissen.

Den Weg frei machen für die Kraft der Selbstheilung

Wenn eine Patientin mit einem schweren Nervenleiden dem neurologischen Chefarzt ihren molekularmedizinischen Laborbefund vorlegt – und dazu vielleicht noch einige Studien zur Wirkung von Vitaminen, Mineralstoffen, Fettsäuren, einige Bücher zum Thema Aminosäuren und zum Effekt von Sport … Was meinen Sie, wird dieser Chefarzt sagen? Originalton aus der Klinik: »Dr. Strunz verfolgt ein anderes Therapiekonzept als wir.«

Wie recht er hat. Schauen wir nur nach seinem, dem offiziellen, dem leitliniengerechten Therapiekonzept:

»Ursache Ihrer Krankheit (gemeint ist die nervenleidende Patientin) ist nicht bekannt. Eine Behandlung ist nicht bekannt. Wir empfehlen einen Rollator.«

Aaahhhh ja. Nix wissen, nix tun, Rollator empfehlen. Ein Chefarzt. Ein stolzer, kluger Mann. Mit Verlaub: Eine solche Empfehlung empfinde ich als Unverschämtheit. Genau diesen menschenverachtenden Ton habe ich mir mit 19 Jahren (damals im Rollstuhl) anhören dürfen. Es hat sich also nichts geändert.

Molekularmedizin? Nie gehört. Irgend so ein »anderes Therapiekonzept«. Dass man MS lindern kann? Dem Kollegen nicht bekannt. Dass man selbst bei ALS etwas tun kann? Dem Kollegen nicht bekannt.

ALS heißt Amyotrophe Lateralsklerose. Eine Motoneuronenerkrankung. Sprich fortschreitende Lähmung. Ihnen bekannt von Stephen Hawking. Wieder so eine Resignationskrankheit. Kann man sich nur wünschen, dass man nie davon betroffen sein wird. Passiert aber leider doch gelegentlich.

So meiner Patientin, einer jungen, schlanken, immer gesunden Dame, die seit zweieinhalb Jahren am linken Bein eine fortschreitende Lähmung bemerkt. Der Neurologe nennt es Fußheberschwäche. Sieht keine Ursache.

Diese typische Aussage ist wenig erheiternd. Die Patientin will etwas TUN. Sie beginnt also, auf dem Heimtrainer zu üben. Dennoch verkümmern die Wadenmuskeln, dann verschwindet die Oberschenkelmuskulatur. Also wendet sie sich erneut an ihren Neurologen. O-Ton: »Polyneuropathie oder Störung der Neuronen.« Unausgesprochen steht die Diagnose ALS im Raum. Der Arzt empfiehlt das Krankenhaus. Rechnet aber nicht damit, dass die Patientin scharf mitdenkt:

»Da es für die angedachten Krankheiten in der Schulmedizin keine Therapie gibt, verzichte ich darauf.«

Ich habe eine klare Vorstellung von dieser wirklich schweren Krankheit: ALS ist eine Freie-Radikalen-Erkrankung. Also sollte man sich tunlichst und schleunigst belesen und sich mit dem Thema Antioxidantien auseinandersetzen. Nicht nur theoretisch, sondern auch praktisch. Genau so habe ich mit der Patientin gesprochen. Weshalb ich Ihnen das alles aufschreibe? Weil dieser Brief kam:

»Vor drei Wochen habe ich mit der Einnahme der ersten Präparate begonnen. Zu diesem Zeitpunkt hatte ich einen kümmerlichen linken Unterschenkel, der eine rötlich-lila Färbung aufwies und immer kälter wurde.

Nach zwei Wochen waren diese Färbung und diese Eiseskälte verschwunden.

Außerdem fand erkennbar Muskelaufbau statt – das war mir bis dahin mit all meinen Bemühungen nicht gelungen. Der Muskelaufbau geht erkennbar weiter.

Inzwischen sieht mein linker Unterschenkel genauso aus wie mein rechter, hat wieder Form und Festigkeit, ist halt nur noch deutlich schlanker.

Außerdem brodelt in mir eine unglaubliche Energie. Würde ich das nicht selbst erleben, ich würde es nicht glauben.«

Meine Kollegen, die mir auch Briefe schreiben, glauben das oft nicht. Die glauben offenbar an Schönfärberei. Ich glaube dem Patienten. Der wird's ja wohl wissen. Der hat sein Leid ja täglich vor der Nase.

Was hier steht, ist einigermaßen ungeheuerlich. Hier steht nämlich, dass man gegen eine Krankheit (Zitat: »Ich war bei vielen Ärzten, keiner weiß was.«) eben doch etwas tun kann. Niemals würde ich behaupten, ALS sei heilbar. Aber ganz offensichtlich kann man gegen die Folgen zumindest etwas tun.

Alles Weitere wird sich herausstellen. Auch wir Ärzte sollten neugierig bleiben. Es gibt in meinen Augen kein schlimmeres Wort eines Arztes als den Begriff »austherapiert«. Der ja ganz offiziell von der Ärztekammer benutzt wird. Wir sollten uns immer bewusst sein, dass wir nicht alles wissen. Wir sollten offenbleiben für neue Wege. Uns überraschen lassen und … wundern …

Sie dürfen mir glauben: Ich bin überrascht über das Phänomen Molekularmedizin. Das Wunder der Epigenetik. Über die Tatsache, dass man als schlicht physikalisch denkender Arzt tatsächlich überzeugend helfen kann. Für mich schlagen Briefe wie der oben zitierte, handschriftlich, jede noch so ausführliche, noch so komplizierte, noch so Placebokontrollierte Studie und jedes medizinische Lehrbuch.

Ihre Briefe sprechen von Heilung. Ihre Fälle sind authentisch, selbst erlebt, voll ungewohnter und oft ungewollter, quicklebendiger und wunderbarer Wirkungen auf Ihre Gesundheit, Ihre Familie, Ihr Leben. Sie haben es erfahren:

Jede Heilung ist Selbstheilung.
Man muss nur das Rezept kennen.

Quellen

I Wenn Medizin nicht weiterweiß

1. Jackson, Gabrielle: »Why don't doctors trust women? Because they don't know much about us.« In: The Guardian vom 01.09.2019, unter: https://www.theguardian.com/books/2019/sep/02/why-dont-doctors-trust-women-because-they-dont-know-much-about-us (abgerufen am 24.04.2022)
2. Sebring JCH. Towards a sociological understanding of medical gaslighting in western health care. *Sociol Health Illn.* 2021;43(9):1951-1964. doi:10.1111/1467-9566.13367
3. Statista: »Anzahl der Gesundheitsschäden in Folge festgestellter ärztlicher Behandlungsfehler oder mangelnder Risikoaufklärung in Deutschland im Jahr 2020«. In: Statista vom 24.01.2022, unter: https://de.statista.com/statistik/daten/studie/692068/umfrage/gesundheitsschaeden-in-folge-festgestellter-aerztlicher-behandlungsfehler/ (abgerufen am 24.04.2022)
4. Musa H, Ismail II, Abdul Rashid NH. Paediatric scurvy: frequently misdiagnosed. *Paediatr Int Child Health.* 2021;41(2):158-161. doi:10.1080/20469047.2020.1816285
5. Cederholm T, Jensen GL, Correia MITD, et al.: GLIM criteria for the diagnosis of malnutrition – A consensus report from the global clinical nutrition community. *Clin Nutr* 2019; 38: 1–9
6. Volkert D, Weber J, Kiesswetter E, et al.: Ernährungssituation in Krankenhäusern und Pflegeheimen – Auswertung der nutritionDay-Daten für Deutschland. In: 14. DGE Ernährungsbericht, Bonn 2020: 199–258
7. Schuetz P, Fehr R, Baechli V, et al.: Individualised nutritional support in medical inpatients at nutritional risk: a randomised clinical trial. *Lancet* 2019; 393 (10188): 2312–21; Gomes F, Baumgartner A, Bounoure L, et al.: Association of nutritional support with clinical outcomes among medical inpatients who are malnourished or at nutritional risk: an updated systematic review and meta-analysis. *JAMA Netw Open* 2019; 2 (11): e1915138
8. Adolph, Michael; Schweikert, Daniela; Wessels, Britta; Bamberg, Michael: »Ernährungstherapie: Mangelernährt in der Klinik«. *Dtsch Arztebl* 2022; 119(3): A-75 / B-63
9. Steenblock C, Schwarz PEH, Perakakis N, Brajshori N, Beqiri P, Bornstein SR. The interface of COVID-19, diabetes, and depression. *Discov Ment Health.* 2022;2(1):5. doi:10.1007/s44192-022-00007-0
10. In einer Marburger Metastudie mit Daten von über 100.000 Diabetikern war das Sterberisiko von depressiven Diabetikern im Vergleich zu Diabetikern ohne Depression erhöht.
    Hofmann M, Köhler B, Leichsenring F, Kruse J. Depression as a risk factor for mortality in individuals with diabetes: a meta-analysis of prospective studies.

PLoS One. 2013;8(11):e79809. Published 2013 Nov 21. doi:10.1371/journal.pone.0079809

11. Ladwig KH, Fang X, Wolf K, et al. Comparison of Delay Times Between Symptom Onset of an Acute ST-elevation Myocardial Infarction and Hospital Arrival in Men and Women <65 Years Versus ≥65 Years of Age.: Findings From the Multicenter Munich Examination of Delay in Patients Experiencing Acute Myocardial Infarction (MEDEA) Study. *Am J Cardiol.* 2017;120(12):2128-2134. doi:10.1016/j.amjcard.2017.09.005
12. Röcker, Annika: »Die Medizin muss weiblicher werden«. In: Spektrum der Wissenschaft vom 08.03.2020, unter: https://www.spektrum.de/news/warum-frauen-bei-vielen-krankheiten-im-nachteil-sind/1710768 (abgerufen am 24.04.2022)
13. Megbel, Esther: »Jeden Monat eine Geburt«. In: Spektrum der Wissenschaft vom 16.02.2022, unter: https://www.spektrum.de/news/endometriose-jeden-monat-eine-geburt/1987756 (abgerufen am 24.04.2022)
14. Witte, Felicitas: »Ein Zwicken für den Kinderwunsch«. In: FAZ vom 22.02.2022, unter: https://www.faz.net/aktuell/wissen/kinderwunsch-fehlgeburten-wegen-chronischer-endometritis-17822631.html?GEPC=s9&premium=0x45082fdd8385314bbdce0e808e3cb041 (abgerufen am 28.02.2022)
15. Schroeder, Vera: Mehr Details bitte. In: SZ vom 15.01.2022, unter: https://www.sueddeutsche.de/gesundheit/anatomie-lehrbuecher-gesundheit-medizin-chidiebere-ibe-1.5507538 (abgerufen am 28.02.2022)
16. Orie, Amarachie: »The creator of the viral Black fetus image will have his illustrations published in a book«, in: CNN vom 19.01.2022, unter: https://edition.cnn.com/2022/01/13/health/chidiebere-ibe-medical-illustrations-published-nigeria-spc-intl/index.html (abgerufen am 24.04.2022)
17. Delgado JL. Beyond Diversity – Time for New Models of Health. *N Engl J Med.* 2022;386(6):503-505. doi:10.1056/NEJMp2115149
18. Lyu N, Xing G, Yang J, et al. Comparison of inflammatory, nutrient, and neurohormonal indicators in patients with schizophrenia, bipolar disorder and major depressive disorder. *J Psychiatr Res.* 2021;137:401-408. doi:10.1016/j.jpsychires.2021.03.010

II Diagnose: Versteckter Mangel

19. Burkert, Andreas: »Jan Ullrich: Der zweite Start des trägen Genies.« In: Süddeutsche Zeitung vom 10.05.2010, unter: https://www.sueddeutsche.de/sport/jan-ullrich-der-zweite-start-des-traegen-genies-1.713210 (abgerufen am 24.04.2022)
20. Antes, Gerd: »Es ist Wissensmarkt – und keiner geht hin.« In: Frankfurter Allgemeine Zeitung vom 31.12.2008, unter: https://www.faz.net/aktuell/wissen/medizin-ernaehrung/medizinsystem-es-ist-wissensmarkt-und-keiner-geht-hin-1745696.html (abgerufem am 24.04.2022)

21. Hruby A, O'Donnell CJ, Jacques PF, Meigs JB, Hoffmann U, McKeown NM. Magnesium intake is inversely associated with coronary artery calcification: the Framingham Heart Study. *JACC Cardiovasc Imaging*. 2014;7(1):59-69. doi:10.1016/j.jcmg.2013.10.006
22. Pereira Fontes C, Fonseca S. Pseudothrombotic Microangiopathy as a Rare Presentation of Cobalamin Deficiency. *Cureus*. 2021;13(8):e17184. Published 2021 Aug 14. doi:10.7759/cureus.17184
23. Salleh RM, Kuan G, Aziz MNA, et al. Effects of Probiotics on Anxiety, Stress, Mood and Fitness of Badminton Players. *Nutrients*. 2021;13(6):1783. Published 2021 May 24. doi:10.3390/nu13061783
24. Adikari AMGCP, Appukutty M, Kuan G. Effects of Daily Probiotics Supplementation on Anxiety Induced Physiological Parameters among Competitive Football Players. *Nutrients*. 2020;12(7):1920. Published 2020 Jun 29. doi:10.3390/nu12071920
25. Miller KC, Mack GW, Knight KL, et al. Reflex inhibition of electrically induced muscle cramps in hypohydrated humans. *Med Sci Sports Exerc*. 2010;42(5):953-961. doi:10.1249/MSS.0b013e3181c0647e
26. Brettschneider, Helga: »Sind Frauen immer schlapp und läßt ihr Libido nach, kann auch mal ein Androgenmangel die Ursache sein.« In: ÄrtzeZeitung vom 17.11.2005, unter: https://www.aerztezeitung.de/Medizin/Sind-Frauen-immer-schlapp-und-laesst-ihre-Libido-nach-kann-auch-mal-ein-Androgenmangel-die-Ursache-se-329055.html (abgerufen am 24.04.2022)
27. Bendahan D, Mattei JP, Ghattas B, Confort-Gouny S, Le Guern ME, Cozzone PJ. Citrulline/malate promotes aerobic energy production in human exercising muscle. *Br J Sports Med*. 2002;36(4):282-289. doi:10.1136/bjsm.36.4.282
28. Glenn JM, Gray M, Wethington LN, Stone MS, Stewart RW Jr, Moyen NE. Acute citrulline malate supplementation improves upper- and lower-body submaximal weightlifting exercise performance in resistance-trained females. *Eur J Nutr*. 2017;56(2):775-784. doi:10.1007/s00394-015-1124-6
29. Shin JH, Park YH, Sim M, Kim SA, Joung H, Shin DM. Serum level of sex steroid hormone is associated with diversity and profiles of human gut microbiome. *Res Microbiol*. 2019;170(4-5):192-201. doi:10.1016/j.resmic.2019.03.003
30. Markle JG, Frank DN, Mortin-Toth S, et al. Sex differences in the gut microbiome drive hormone-dependent regulation of autoimmunity. *Science*. 2013;339(6123):1084-1088. doi:10.1126/science.1233521
31. Fischer, Lars: »Flusspferde verwandeln Tümpel in erweiterten Darm.« In: Spektrum der Wissenschaft vom 07.12.2021, unter: https://www.spektrum.de/news/mikrobiom-flusspferde-verwandeln-tuempel-in-erweiterten-darm/1958530 (abgerufen am 24.04.2022)

    Dutton CL, Subalusky AL, Sanchez A, et al. The meta-gut: community coalescence of animal gut and environmental microbiomes. *Sci Rep*. 2021;11(1):23117. Published 2021 Nov 30. doi:10.1038/s41598-021-02349-1
32. https://www.exeter.ac.uk/news/homepage/title_892266_en.html (abgerufen am 24.04.2022)

33. van Vught AJ, Nieuwenhuizen AG, Veldhorst MA, Brummer RJ, Westerterp-Plantenga MS. The effects of dietary protein on the somatotropic axis: a comparison of soy, gelatin, alpha-lactalbumin and milk. *Eur J Clin Nutr.* 2010;64(5):441-446. doi:10.1038/ejcn.2010.21
34. Sanders, Lisa: »What was causing the Strange Grooves in the Man's Scalp?« In: New York Times vom 29.12.2021, unter: https://www.nytimes.com/2021/12/29/magazine/acromegaly-diagnosis.html (abgerufen am 24.04.2022)
35. Benke D. $GABA_B$ Receptors and Pain. *Curr Top Behav Neurosci.* 2022;52:213-239. doi:10.1007/7854_2020_130;
Hanack C, Moroni M, Lima WC, et al. GABA blocks pathological but not acute TRPV1 pain signals. *Cell.* 2015;160(4):759-770. doi:10.1016/j.cell.2015.01.022
36. o. A.: »Kann Cannabis Schmerzen wirklich lindern?« In: Ärzteblatt vom 21.09.2021, unter: https://www.aerzteblatt.de/blog/98040/Kann-Cannabis-Schmerzen-wirklich-lindern (abgerufen am 24.04.2022)
37. Lal D, Farrell MC, Krishnamurthy M. Wernicke's encephalopathy mimicking multiple sclerosis in a young female patient post-bariatric gastric sleeve surgery. *J Community Hosp Intern Med Perspect.* 2021;11(5):658-661. Published 2021 Sep 20. doi:10.1080/20009666.2021.1949792
38. Mantero V, Rifino N, Costantino G, et al. Non-alcoholic beriberi, Wernicke encephalopathy and long-term eating disorder: case report and a mini-review. *Eat Weight Disord.* 2021;26(2):729-732. doi:10.1007/s40519-020-00880-0
39. Kirty K, Sarda Y, Jacob A, Venugopala D. Wernicke's encephalopathy post hyperemesis gravidarum misdiagnosed as Guillain-Barre syndrome: lessons for the frontline. *BMJ Case Rep.* 2021;14(3):e239977. Published 2021 Mar 16. doi:10.1136/bcr-2020-239977
40. Feldman S, Aljarallah S, Saidha S. Primary progressive multiple sclerosis to be treated with ocrelizumab: a mistaken case of cobalamin deficiency. *BMJ Case Rep.* 2019;12(5):e229080. Published 2019 May 14. doi:10.1136/bcr-2018-229080
41. Smith TJ, Johnson CR, Koshy R, et al. Thiamine deficiency disorders: a clinical perspective. *Ann N Y Acad Sci.* 2021;1498(1):9-28. doi:10.1111/nyas.14536
42. Lingenhöhl, Daniel: »Hilft Ernährungsumstellung gegen Migräne?« In: Spektrum der Wissenschaft vom 21.10.2016, unter: https://www.spektrum.de/news/hilft-ernaehrungsumstellung-gegen-migraene/1426985 (abgerufen am 24.04.2022)
Di Lorenzo C, Coppola G, Sirianni G, et al. Migraine improvement during short lasting ketogenesis: a proof-of-concept study. *Eur J Neurol.* 2015;22(1):170-177. doi:10.1111/ene.12550
43. Bashir B, Fahmy AA, Raza F, Banerjee M. Non-diabetic ketoacidosis: a case series and literature review. *Postgrad Med J.* 2021;97(1152):667-671. doi:10.1136/postgradmedj-2020-138513
44. Giannaccare G, Pellegrini M, Senni C, Bernabei F, Scorcia V, Cicero AFG. Clinical Applications of Astaxanthin in the Treatment of Ocular Diseases:

Emerging Insights. *Mar Drugs.* 2020;18(5):239. Published 2020 May 1. doi:10.3390/md18050239

45. Jung SY, Kim SH, Yeo SG. Association of Nutritional Factors with Hearing Loss. *Nutrients.* 2019;11(2):307. Published 2019 Feb 1. doi:10.3390/nu11020307
46. Gopinath B, Flood VM, Rochtchina E, McMahon CM, Mitchell P. Consumption of omega-3 fatty acids and fish and risk of age-related hearing loss. *Am J Clin Nutr.* 2010;92(2):416-421. doi:10.3945/ajcn.2010.29370
47. Attias J, Weisz G, Almog S, et al. Oral magnesium intake reduces permanent hearing loss induced by noise exposure. *Am J Otolaryngol.* 1994;15(1):26-32. doi:10.1016/0196-0709(94)90036-1
48. Martínez-Vega R, Garrido F, Partearroyo T, et al. Folic acid deficiency induces premature hearing loss through mechanisms involving cochlear oxidative stress and impairment of homocysteine metabolism. *FASEB J.* 2015;29(2):418-432. doi:10.1096/fj.14-259283
49. Masoudi Alavi N, Madani M, Sadat Z, Haddad Kashani H, Reza Sharif M. Fatigue and Vitamin D Status in Iranian Female Nurses. *Glob J Health Sci.* 2015;8(6):196-202. Published 2015 Nov 17. doi:10.5539/gjhs.v8n6p196
50. Alavi NM, Khademalhoseini S, Vakili Z, Assarian F. Effect of vitamin D supplementation on depression in elderly patients: A randomized clinical trial. *Clin Nutr.* 2019;38(5):2065-2070. doi:10.1016/j.clnu.2018.09.011
51. Vestergaard P, Støen OG, Swenson JE, Mosekilde L, Heickendorff L, Fröbert O. Vitamin D status and bone and connective tissue turnover in brown bears (Ursus arctos) during hibernation and the active state. *PLoS One.* 2011;6(6):e21483. doi:10.1371/journal.pone.0021483

III Diagnose: Verborgene Entzündungen

52. https://tu-dresden.de/med/mf/die-fakultaet/newsuebersicht/wie-ein-eiweiss-das-abklingen-von-entzuendungen-foerdert (abgerufen am 24.04.2022)
53. Monteiro R, Azevedo I. Chronic inflammation in obesity and the metabolic syndrome. *Mediators Inflamm.* 2010;2010:289645. doi:10.1155/2010/289645
54. Cetinbas F, Yelken B, Gulbas Z. Role of glutamine administration on cellular immunity after total parenteral nutrition enriched with glutamine in patients with systemic inflammatory response syndrome. *J Crit Care.* 2010;25(4):661.e1-661.e6616. doi:10.1016/j.jcrc.2010.03.011
55. Kim H. Glutamine as an immunonutrient. *Yonsei Med J.* 2011;52(6):892-897. doi:10.3349/ymj.2011.52.6.892
56. Starobrat-Hermelin B, Kozielec T. The effects of magnesium physiological supplementation on hyperactivity in children with attention deficit hyperactivity disorder (ADHD). Positive response to magnesium oral loading test. *Magnes Res.* 1997;10(2):149-156
57. Dodig-Curković K, Dovhanj J, Curković M, Dodig-Radić J, Degmecić D. Uloga cinka u lijecenju hiperaktivnog poremećaja u djece [The role of zinc

in the treatment of hyperactivity disorder in children]. *Acta Med Croatica.* 2009;63(4): 307-313

58. Dunn GA, Nigg JT, Sullivan EL. Neuroinflammation as a risk factor for attention deficit hyperactivity disorder. *Pharmacol Biochem Behav.* 2019;182:22-34. doi:10.1016/j.pbb.2019.05.005
59. Nielsen TC, Nassar N, Shand AW, et al. Association of Maternal Autoimmune Disease With Attention-Deficit/Hyperactivity Disorder in Children. *JAMA Pediatr.* 2021;175(3):e205487. doi:10.1001/jamapediatrics.2020.5487
60. Li J, Olsen J, Vestergaard M, Obel C. Attention-deficit/hyperactivity disorder in the offspring following prenatal maternal bereavement: a nationwide follow-up study in Denmark. *Eur Child Adolesc Psychiatry.* 2010;19(10):747-753. doi:10.1007/s00787-010-0113-9
61. Sourander A, Sucksdorff M, Chudal R, et al. Prenatal Cotinine Levels and ADHD Among Offspring. *Pediatrics.* 2019;143(3):e20183144. doi:10.1542/peds.2018-3144
62. https://www.carl-auer.de/magazin/kehrwoche/radfahren-ist-gut-gegen-adhs (abgerufen am 24.04.2022)
63. Bender, Maddie: Autoimmunität. Daten und Fakten. In: Spektrum der Wissenschaft 2/2022, S.19
64. Wenner Moyer, Melinda: Risikofaktor: weiblich. In: Spektrum der Wissenschaft 3/2022, Seiten 38 bis 43
65. https://coimbraprotokoll.de/coimbra/#dautoimmun (abgerufen am 24.04.2022)

    Lemke D, Klement RJ, Schweiger F, Schweiger B, Spitz J. Vitamin D Resistance as a Possible Cause of Autoimmune Diseases: A Hypothesis Confirmed by a Therapeutic High-Dose Vitamin D Protocol. *Front Immunol.* 2021;12:655739. Published 2021 Apr 7. doi:10.3389/fimmu.2021.655739
66. Hahn J, Cook NR, Alexander EK, et al. Vitamin D and marine omega 3 fatty acid supplementation and incident autoimmune disease: VITAL randomized controlled trial. *BMJ* 2022;376:e066452. Published 2022 Jan 26. doi 10.1136/bmj-2021-066452
67. Gebhardt, Ulrike: »Warum jeder fünfte Mensch an Blutvergiftung stirbt.« In: Spektrum der Wissenschaft vom 16.01.2020, unter: https://www.spektrum.de/news/warum-jeder-fuenfte-mensch-an-blutvergiftung-stirbt/1699092 (abgerufen am 24.04.2022)
68. https://www.zdf.de/nachrichten/panorama/sepsis-medizin-todesfaelle-blutvergiftung-100.html (abgerufen am 24.04.2022)
69. Marik PE, Khangoora V, Rivera R, Hooper MH, Catravas J. Hydrocortisone, Vitamin C, and Thiamine for the Treatment of Severe Sepsis and Septic Shock: A Retrospective Before-After Study. *Chest.* 2017;151(6):1229-1238. doi:10.1016/j.chest.2016.11.036
70. Tingley, Kim: »The Strange Connection Between Mono and M.S.« In: The New York Times Magazine vom 23.02.2022, unter: https://www.nytimes.com/2022/02/23/magazine/epstein-barr-virus-multiple-sclerosis.html (abgerufen am 28.02.2022)

71. Mullard, Asher: »The quest to prevent MS – and understand other post-viral diseases«. In: Nature vom 30.03.2022, unter: https://www.nature.com/articles/d41586-022-00808-x (abgerufen am 24.04.2022)
72. Augustin M, Schommers P, Stecher M, et al. Post-COVID syndrome in non-hospitalised patients with COVID-19: a longitudinal prospective cohort study. *Lancet Reg Health Eur.* 2021;6:100122. doi:10.1016/j.lanepe.2021.100122
73. Michelen M, Manoharan L, Elkheir N, et al. Characterising long COVID: a living systematic review. *BMJ Glob Health.* 2021;6(9):e005427. doi:10.1136/bmjgh-2021-005427
74. Lutterotti, Nicola von: »Hilferufe aus den Blutgefäßen«. In: Frankfurter Allgemeine Zeitung vom 05.01.2022, unter: https://www.faz.net/aktuell/wissen/medizin-ernaehrung/corona-folgen-viren-foerdern-die-bildung-von-blutgerinnseln-17713247.html?premium (abgerufen am 28.02.2022)
75. Ruppel Shell, Ellen: »Alzheimer: Dicke Luft«. In: Spektrum der Wissenschaft vom 07.08.2020, unter: https://www.spektrum.de/news/wie-feinstaub-und-demenz-zusammenhaengen/1755464 (abgerufen am 24.04.2022)
76. Calderón-Garcidueñas L, González-Maciel A, Reynoso-Robles R, et al. Alzheimer's disease and alpha-synuclein pathology in the olfactory bulbs of infants, children, teens and adults ≤ 40 years in Metropolitan Mexico City. APOE4 carriers at higher risk of suicide accelerate their olfactory bulb pathology. *Environ Res.* 2018;166:348-362. doi:10.1016/j.envres.2018.06.027
77. Europäische Umweltagentur: »Mit dem neuen Anzeiger zur Luftqualität in europäischen Städten können Sie Langzeitkonzentrationen von Luftschadstoffen an Ihrem Wohnort sehen«, unter: https://www.eea.europa.eu/de/highlights/mit-dem-neuen-anzeiger-zur (abgerufen am 24.04.2022)
78. Fischer, Lars: »Plastikextrakte fördern Bildung von Fettzellen«. In: Spektrum der Wissenschaft vom 08.02.2022, unter: https://www.spektrum.de/news/uebergewicht-plastikextrakte-foerdern-bildung-von-fettzellen/1984330 (abgerufen am 24.04.2022)
79. Leppert B, Junge KM, Röder S, Borte M, Stangl GI, Wright RJ, Hilbert A, Lehmann I, Trump S.: Early maternal perceived stress and children's BMI: longitudinal impact and influencing factors. *BMC Public Health.* 2018 Oct 30; 18(1):1211. doi: 10.1186/s12889-018-6110-5. Felix, Gerlinde: »Weichmacher greifen das Immunsystem an«, in: Stuttgarter Nachrichten vom 20.10.2017, unter: https://www.stuttgarter-nachrichten.de/inhalt.medizin-weichmacher-greifen-das-immunsystem-an.1cb700c2-f210-4f1d-a5ba-0a803420d4f6.html (abgerufen am 24.04.2022)
80. Kim JI, Kim JW, Shin I, Kim BN. Interaction of DRD4 Methylation and Phthalate Metabolites Affects Continuous Performance Test Performance in ADHD. *J Atten Disord.* 2021;25(2):161-170. doi:10.1177/1087054718776466 Park S, Kim BN, Cho SC, et al. Association between urine phthalate levels and poor attentional performance in children with attention-deficit hyperactivity disorder with evidence of dopamine gene-phthalate interaction. *Int J Environ Res Public Health.* 2014;11(7):6743-6756. Published 2014 Jun 27. doi:10.3390/ijerph110706743

81. https://www.krebsdaten.de/Krebs/DE/Content/Krebsarten/Prostatakrebs/prostatakrebs_node.html
https://www.krebsgesellschaft.de/onko-internetportal/basis-informationen-krebs/krebsarten/prostatakrebs/definition-und-haeufigkeit.html (abgerufen am 24.04.2022)
82. https://www.imd-berlin.de/fachinformationen/diagnostikinformationen/tgf-b-ein-zytokin-mit-januskopf (abgerufen am 24.04.2022)
83. https://www.chemiereport.at/fibroblasten-wachstumsfaktor-macht-tumore-mobil (abgerufen am 24.04.2022)
84. https://www.chemie.de/lexikon/Platelet_Derived_Growth_Factor.html (abgerufen am 24.04.2022)
85. https://www.spektrum.de/lexikon/biologie/vegf/69121 (abgerufen 24.04.2022)
86. Rol: »Vor 65 Jahren wurde der Rheumafaktor entdeckt«. In: Rheuma Online vom 13.12.2002, unter: https://www.rheuma-online.de/aktuelles/news/artikel/vor-65-jahren-wurde-der-rheumafakto/ (abgerufen am 24.04.2022)
87. https://www.rheuma-liga.de/aktuelles/detailansicht/laboruntersuchungen-ein-baustein-bei-der-diagnose (abgerufen am 24.04.2022)
88. Wersching H, Duning T, Lohmann H, et al. Serum C-reactive protein is linked to cerebral microstructural integrity and cognitive function. *Neurology*. 2010;74(13):1022-1029. doi:10.1212/WNL.0b013e3181d7b45b
89. Fünfstück R, Straube E, Schildbach O, Tietz U. Reinfektionsprophylaxe durch L-Methionin bei Patienten mit einer rezidivierenden Harnwegsinfektion [Prevention of reinfection by L-methionine in patients with recurrent urinary tract infection]. *Med Klin (Munich)*. 1997;92(10):574-581.
Passaro M, Mainini G, Ambrosio F, Sgambato R, Balbi G. Effect of a Food Supplement Containing L-Methionine on Urinary Tract Infections in Pregnancy: A Prospective, Multicenter Observational Study. *J Altern Complement Med.* 2017;23(6):471-478. doi:10.1089/acm.2016.0312
90. Nettekoven, Jeannine Astrid: »Untersuchungen zum Einfluss von pH- und CO_2-Stress auf Physiologie und Threoninproduktion von Escherichia coli«. Dissertation 2008, unter: https://kups.ub.uni-koeln.de/2687/1/Dissertation_Nettekoven.pdf (abgerufen am 24.04.2022)
91. https://www.herzstiftung.de/infos-zu-herzerkrankungen/herzrhythmusstoerungen/vorhofflimmern/schlaganfall-durch-vorhofflimmern https://schlaganfall-begleitung.de/wissen/schlaganfall-fakten (abgerufen am 24.04.2022)
92. o.A.: »Wearable technology promises to revolutionise health care«, in: The Economist vom 05.04.2022, unter: https://www.economist.com/leaders/2022/05/05/wearable-technology-promises-to-revolutionise-health-care (abgerufen am 24.04.2022)

Register